DIRECTO AL CORAZÓN

Orestes Fiandra, el inventor que revolucionó la cardiología

Obra editada en colaboración con Editorial Planeta – Uruguay

Bajo el sello editorial PLANETA M.R.
Avenida Presidente Masarik núm. 111,
Piso 2, Polanco V Sección, Miguel Hidalgo
C.P. 11560, Ciudad de México
www.planetadelibros.com.mx

Primera edición impresa en Uruguay: mayo de 2025
ISBN: 978-9915-695-45-7

Primera edición impresa en México: agosto de 2025
ISBN: 978-607-39-3376-6

Impreso en los talleres de Operadora Quitresa, S.A. de C.V.
Calle Goma No. 167, Colonia Granjas México,
C.P. 08400, Iztacalco, Ciudad de México
Impreso en México – *Printed in Mexico*

DIEGO FISCHER

DIRECTO AL CORAZÓN

Orestes Fiandra, el inventor que revolucionó la cardiología

Investigación periodística
Gerardo Sotelo

Planeta

Gracias a Jorge Frogoni Laclau, Daniel Fiandra,
Alfredo Fiandra y Alicia Fiandra.

Y un especial agradecimiento
a Élida De León de Fiandra.

Todo lo que me rodea tiene que tener una explicación

Cada vez que le arrebataba una vida a la muerte, sus ojos oscuros adquirían un brillo especial que solo notaban quienes lo conocían en profundidad. Era una batalla siempre desigual y no le importó librarla todas las veces necesarias.

En esa lucha, el tiempo fue muchas veces su enemigo y otras, las menos, su aliado. En determinado momento pareció que el doctor Orestes Fiandra y los relojes habían llegado a un acuerdo; una suerte de pacto que al cardiólogo le permitía calcular con precisión casi matemática los días, meses o años que un paciente viviría con su corazón maltrecho y actuar en consecuencia. Pocas veces se equivocaba.

Camino al cenit de su carrera, logró esa tregua y firmó su armisticio con el tiempo en el último tramo de su propia vida. Para entonces seguía atendiendo a sus pacientes y dedicaba mucho tiempo a profundizar en la investigación. Tenía casi 90 años, su ansiedad por el conocimiento no había menguado y se autoimponía nuevos desafíos que lo seguían motivando e ilusionando como cuando era un adolescente.

En aquel entonces, en los tórridos veranos de Nueva Palmira, se dedicaba a cazar bichos en la costa del río Uruguay y del arroyo Higueritas, para estudiarlos. Aun así, él mismo y los que lo conocían pensaban que estudiaría ingeniería eléctrica, ya que también destinaba muchas horas a experimentar con cables y alambres que luego terminaban siendo aparatos de radio con los que se podía escuchar las emisoras de Buenos Aires.

Más de 50 años ininterrumpidos dedicados de lleno a la medicina y a la investigación, y a mirar con inteligencia siempre, le habían dado un conocimiento y una experiencia sin parangón. Ya en el comienzo de su carrera aprendió a descubrir a los seres humanos y sus afecciones del alma, tantas veces igual de severas o mayores aún que las del cuerpo.

Madrugaba todos los días y luego escuchaba y comentaba con Élida, su mujer, las noticias de la radio, mientras desayunaban en la amplia cocina de su casa de Punta Gorda. Después se preparaba el mate y se dirigía a su escritorio, cerraba la puerta y se sumergía en su mundo, tan lleno de conocimientos como de interrogantes. Seguía aplicando la máxima que guio su vida: *Todo lo que me rodea debe tener una explicación.*

A lo largo de los años, la enorme habitación, en que la luz entraba a raudales por un gran ventanal que miraba al oeste, había sido tomada por los libros, las revistas científicas internacionales y los aparatos, muchos de ellos diseñados por él mismo.

El lugar era un fiel retrato de la vida y de la obra de aquel hombre que mantenía casi intactas la ilusión, la curiosidad y la perseverancia que lo habían caracterizado desde niño. Cuando las paredes se vieron tapadas por las bibliotecas, Fiandra no tuvo más remedio que hacer construir un gran mueble de siete metros de ancho por tres de alto con estantes de diferentes niveles. Lo colocó en el centro de la habitación y en muy poco tiempo lo vio también desbordado de publicaciones y papeles.

A poco de recibirse de médico, en 1953, a los 32 años de edad, era ya un profesional de referencia para sus maestros. Con el transcurso del tiempo, al conseguir la especialización y sin quererlo, se transformó en el cardiólogo al que la gente acudía para hablarle de sus males con la misma confianza y unción con la que se reza a Dios pidiéndole la cura de una enfermedad. En ocasiones se sentía íntimamente abrumado ante la fe que sus enfermos depositaban en él. Tal vez por ello se dedicó a investigar y estudiar para prolongar y mejorar la calidad de vida de sus pacientes. Sin saberlo, su constancia y entrega llegaron a miles de personas en el mundo, a quienes su mayor invento las alejó de la muerte.

Al final de sus días tenía razones suficientes para que su mirada clara brillara de forma permanente.

Dos croatas en el lugar indicado

Matej Çuçulic (castellanizado como Mateo Cuculic) apenas superaba los 20 años de edad cuando llegó a Montevideo, al finalizar la década de 1860. Era un croata de Dalmacia y desde que nació tuvo como horizonte el mar Adriático en todo su esplendor. En lo alto de los acantilados soñó con un futuro que su tierra natal entonces le negaba. Por ello buscó su porvenir en mares lejanos.

Alto, fornido y derrochando salud, encontró trabajo en la empresa franco-británica que construía el canal de Suez en Egipto y reclutaba trabajadores en toda Europa. Allí marchó sin imaginar que, en el faraónico proyecto que comunicaría el mar Mediterráneo con el mar Rojo, los obreros morían como moscas por las durísimas condiciones de trabajo y las enfermedades potenciadas por la severidad del clima, la falta de higiene y la escasez de alimentos. Sería la obra más grande de ingeniería de la historia contemporánea, pero su costo en vidas humanas fue altísimo.

Mateo resistió un año trabajando entre 15 y 16 horas al día. Picaba piedra, cavaba y trasladaba el material que le arrancaba al suelo, como otros miles de hombres de decenas de nacionalidades. Bajo un sol cruel, soportando temperaturas que muchas veces superaban los cuarenta grados y en una tierra donde escaseaba el agua, curtió por primera vez su rostro blanco y ampolló sus manos. Por las noches se acostaba en una enorme carpa junto con varias decenas de trabajadores que muchas veces no amanecían con vida.

Cuando vio morir, a metros de donde él cavaba, a una docena de compañeros sepultados por un desprendimiento de tierra, Mateo decidió marcharse. En el puerto de Alejandría y en un buque de carga se embarcó rumbo a Nápoles. Maltrecho y con pocas fuerzas por el trabajo casi esclavo y la escasa comida ingerida, trató de imaginar durante la travesía cuál sería su siguiente destino. Solo tenía clara una cosa: no volvería a Croacia. Regresar a su tierra natal habría sido una derrota que no estaba dispuesto a aceptar.

En Italia conoció a Nikola Mihanovic, un paisano joven y ambicioso como él, que trabajaba de tripulante en una empresa naviera británica y planeaba afincarse en el Río de la Plata. Nikola iba tras los pasos de otro croata, Filip Luksic, que un par de décadas antes había emigrado a Uruguay y contaba con una empresa naviera que operaba en el puerto de Montevideo.

Nikola no tuvo que esforzarse mucho para convencer a Mateo de que lo acompañara en su aventura. Para ello le consiguió trabajo en el barco *Ciudad de Sidney,* que habitualmente hacía la travesía entre Londres y Nueva York, pero que había sido destinado a cumplir sus últimos viajes, antes de ser desguazado, uniendo Nápoles con Montevideo y Buenos Aires, siempre atestado de emigrantes de casi todas las regiones de Italia. Los pasajeros estaban unidos por un mismo sueño y una misma esperanza: comenzar una nueva vida en un lugar donde el hambre y las privaciones no fueran la angustia de cada día.

Mateo fue uno de los dos fogoneros de aquella vieja embarcación que demoró casi un mes en llegar a destino. Trabajaba 12 horas alimentando la caldera con paladas de carbón. Luego de lo vivido en Egipto, aquello era algo sencillo y seguro.

Nikola cumplía tareas en la cocina y, a veces, oficiaba de asistente del capitán. Muy tarde en las noches y cuando el clima lo permitía, los amigos se encontraban en la cubierta de proa. Mateo, siempre con la cara y el cuello tiznados; Nikola, con un delantal largo en cuyo bolsillo escondía una gran servilleta anudada con comida que había sacado de la cocina para su amigo.

—¿Alguna vez te has preguntado si todo esto tiene sentido? —preguntó Nikola mientras le ofrecía un trozo de pan y una botella de vino medio llena.

Mateo tomó el pan y lo mordió con agradecimiento. Sus ojos cansados reflejaban la luz de las estrellas.

—A menudo —respondió Mateo—. Cada ola que golpea el casco del barco me hace cuestionar si estoy persiguiendo un sueño irreal. Pienso si solo estaremos huyendo de algo o si realmente buscamos un futuro mejor.

Nikola se sentó a su lado, mirando el mar con una expresión pensativa.

—Entiendo tus dudas —dijo—. Yo también me he cuestionado si esta travesía no será solo una carrera hacia lo desconocido, pero cada vez que pienso en volver me doy cuenta de que no hay un futuro esperanzador en nuestra tierra. Mirar hacia adelante, aunque lo que vemos sea incierto, es lo que nos da fuerza para seguir.

Mateo asintió lentamente, tomando un sorbo de vino. El líquido tibio le recordó las noches en Egipto, donde las estrellas eran sus únicas compañeras en medio de la desolación.

—Quizás tengas razón —dijo Mateo—. Lo que llevamos dentro es lo que nos define. Si logramos superar todas estas pruebas, quizás encontraremos el lugar donde realmente podamos construir ese futuro que imaginamos.

Nikola sonrió, con el rostro iluminado por la luz de la luna.

—Exactamente. La vida no siempre es justa ni fácil, pero en cada esfuerzo, en cada sacrificio, estamos creando algo nuevo. La esperanza es lo que nos mantiene en movimiento y, mientras sigamos adelante, siempre habrá un horizonte al que aspirar.

Los dos jóvenes se quedaron en silencio, observando el mar y sintiendo el peso de sus palabras. A pesar de las dificultades y la inseguridad, encontraron consuelo en la compañía mutua y en la certeza de que, a pesar de todo, seguían buscando un futuro que mereciera el sacrificio.

Mateo y Nikola continuaron su viaje llevando consigo el valor para enfrentar el horizonte desconocido que se desplegaba ante ellos. Se dieron cuenta de que un nuevo mundo los esperaba la noche en que comenzaron a navegar por el Atlántico a la altura de la costa de Rocha y descubrieron en el firmamento a la Cruz del Sur. Fue una noche de luna nueva en la que se deslumbraron al descubrir cómo la bóveda celeste los cubría con un manto infinito.

—¿Estás viendo lo que yo veo? —preguntó Mateo.

—Sí, parece un sueño —respondió Nikola mientras, como su amigo, se acostaba en la proa de cara al cielo.

—Nunca me imaginé que las estrellas brillaran de esta manera —comentó extasiado Mateo.

Los dos permanecieron en silencio por largo rato. Ambos sentían una emoción que nunca antes habían experimentado. Aquel regalo que sus ojos contemplaban era un buen augurio.

—Una tierra así, cubierta de estrellas, no puede ser más que un paraíso —afirmó Nikola.

Al día siguiente, antes de que cayera el sol, llegaron al puerto de Montevideo. En barcazas fueron trasladados hasta tierra firme; primero los pasajeros con sus bártulos y luego la mayor parte de la tripulación. Mateo y Nikola fueron de los últimos en bajar en el muelle principal. Tenían como único equipaje dos atados de ropa.

En su elemental español, Nikola preguntó a un changador por la oficina de Filip Luksic. El hombre corpulento, por más que se esforzó, no lo entendió.

Se acercó a otro hombre que cargaba un baúl y volvió a preguntar.

—Luksic, Filip Luksic —le dijo tratando de separar en sílabas el nombre y el apellido. Lo repitió procurando vocalizar mejor. El changador quedó pensando y exclamó:

—¡Lussich! ¡Don Felipe Lussich! —Apoyó sobre el hombro el baúl que sostenía con las dos manos y le indicó el camino.

A pocos pasos del muelle principal había un galpón de madera con techo de chapa donde operaba la empresa de Lussich. Tenía cuatro barcazas que hacían el alije en el puerto y dos pequeños vapores que transportaban pasajeros y carga a otros puertos del país y a veces, con buen tiempo, cruzaban el Río de la Plata hasta Buenos Aires. Era una empresa en crecimiento, aunque no ajena a los avatares políticos del país, que desde 1830, cuando se había constituido en un Estado independiente, vivía en una permanente beligerancia interna.

El negocio prosperó a la velocidad del viento hasta que en 1842 sus embarcaciones fueron expropiadas por Giuseppe Garibaldi, quien se sumó a las fuerzas coloradas del general Fructuoso Rivera. Tres años antes había estallado la Guerra Grande (1839-1851) y Montevideo estuvo sitiada por el ejército blanco, encabezado por el general Manuel Oribe, quien había constituido gobierno en el Cerrito, a pocos kilómetros de la capital. Oribe contaba con el apoyo del gobernador de Buenos Aires, Juan Manuel de Rosas.

En 1842, Garibaldi fue designado por el gobierno de Montevideo como comandante de la flota armada de la ciudad. Debía evitar el bloqueo del puerto, amenazado por el almirante irlandés-argentino Guillermo Brown.

Una de sus primeras acciones fue requisar las dos barcazas que tenía por entonces Lussich. Con indignación y furia primero y amargura después, don Felipe tuvo que entregar sus embarcaciones y ver cómo el militar italiano se apoderaba de lo que con mucho esfuerzo había adquirido con el pequeño capital que había traído de Croacia.

Terminada la Guerra Grande, Lussich recuperó una de las barcazas y pudo rearmar su negocio, que, con el transcurso del tiempo y la incorporación de su hijo

Antonio a la empresa familiar, se convertiría en una de las compañías navieras más importantes de América del Sur. La realidad superaría cualquier sueño.

—Aquí está todo por hacer, solo se precisa empeño y ganas, muchas ganas de trabajar —les dijo don Felipe a sus paisanos cuando los recibió en su oficina.

Tomás y Nikola cruzaron una mirada cómplice y sonrieron con ganas. Habían llegado al lugar indicado.

Una segunda oportunidad

Nueva Palmira es un puerto ubicado en el kilómetro 0 del río Uruguay, a 300 kilómetros de Montevideo. Su nombre evoca la antigua ciudad de Palmira, en el desierto de Siria, que antes de la era cristiana fue un centro muy importante para el comercio de Oriente y Occidente. En arameo, Palmira significa 'ciudad de los árboles con dátiles'.

La historia, la vegetación de la zona —colmada de higueras que regalaban sus frutos en verano y en otoño— y su estratégica ubicación inspiraron al sacerdote Felipe Torres Leiva, en 1831, a bautizar la naciente y promisoria localidad como Nueva Palmira.

Asomada en el preciso lugar donde el río Uruguay muere y se confunde con el Río de la Plata, frente a la desembocadura del Paraná, fue un punto codiciado desde los tiempos de la Banda Oriental, pasaje ineludible para la comunicación fluvial con Paraguay y las provincias argentinas de Santa Fe y Corrientes.

En 1816, durante la dominación portuguesa, se instaló allí la Receptoría del Río Uruguay - Puerto Las

Higueritas, donde los buques que navegaban debían pagar sus impuestos.

En 1867 se inauguró el primer muelle de madera, para atender el ya intenso tráfico fluvial rumbo a Argentina y Paraguay, así como prestar servicios a los vapores que hacían la carrera entre Salto, Montevideo y Buenos Aires.

Luego de casi una década de trabajar en la empresa de Lussich, Mateo recaló en Nueva Palmira. Había adquirido conocimientos suficientes y un capital que le permitía arriesgarse en un emprendimiento propio. Fue el mismo don Felipe quien le sugirió que se trasladara allí. «En poco tiempo se convertirá en el segundo puerto más importante de Uruguay», le aconsejó.

Por esos años, Nikola estaba radicado en Buenos Aires, luego de haber hecho una fortuna considerable en el Alto Paraná, donde con una empresa de transporte fluvial se dedicó a trasladar tropas del ejército durante la guerra de la Triple Alianza (1864-1870).

En Argentina creó una compañía a imagen y semejanza de la de Lussich para brindar servicios de alijo en el puerto de la capital. Fue el comienzo de una fortuna que crecería exponencialmente gracias al desarrollo de la navegación fluvial en el país.

Mateo se radicó en Nueva Palmira en 1870. Se dedicó a la actividad fluvial y comercial. Adquirió una goleta de origen francés, que bautizó *Pepito,* en la que transportaba mercadería desde y hacia los puertos de Paysandú y Salto, Santa Fe, Corrientes y Paraguay. Cuando *Pepito* estaba amarrado en el muelle, sus velas blancas eran la imagen distintiva del puerto.

En poco tiempo hizo construir depósitos y un muelle que se internaba en aguas profundas, y hasta una dársena en la desembocadura del arroyo Higueritas.

Al atardecer, Mateo se encaminaba a su casa y se sentaba en el frente a esperar la puesta de sol. Consideraba que los mejores atardeceres del mundo se contemplaban allí. Nada le producía mayor emoción que ver cómo el sol se reflejaba en las aguas amarronadas del río Uruguay para luego hundirse lentamente hasta desaparecer en el horizonte, dejando por unos cuantos minutos el cielo pintado de naranja.

A veces aquellos crepúsculos le despertaban nostalgia. Entonces añoraba el Adriático, el horizonte de su infancia y adolescencia. Pero rápidamente dejaba de lado la añoranza y agradecía íntimamente a la tierra que lo había recibido y le permitía ganarse dignamente la vida.

La costumbre de contemplar el ocaso en la entrada de su finca, acompañado por el murmullo del Higueritas y el canto de los pájaros, se transformó luego en una necesidad y en un ritual que se prolongaría en las generaciones siguientes.

Al poco tiempo de asentarse en Nueva Palmira, Mateo se casó con Teresa Fontana, hija de un inmigrante italiano dueño de una industria harinera.

El matrimonio tuvo siete hijos: Tona, Héctor, Ireneo, Mateo, Maximiliano, Judith, Leticia y Slava Teresa.

A comienzos del siglo xx, la empresa que Nicolás Mihanovich había fundado en Buenos Aires se había convertido en un duro competidor que empezaba a monopolizar el tráfico fluvial en el Río de la Plata. El golpe de gracia de Mihanovich fue la incorporación de modernos barcos a vapor que, por rapidez y eficiencia, hicieron muy difícil la competencia. La goleta *Pepito* fue desplazada por la flota de Mihanovich. Los amigos que habían llegado juntos al Río de la Plata persiguiendo los mismos sueños se veían ahora enfrentados por cuestiones comerciales.

Lejos de desalentarse, Mateo se dio cuenta de que debía tomar otro rumbo en los negocios. Fue entonces cuando puso la mira en el campo y comenzó a dedicarse a la producción agropecuaria y a la vitivinicultura. En 1900 se asoció con tres lugareños —Antonio Bayo, Andrés Bianchi y Vicente Pérez—, con los que constituyó la firma Babicupe para hacerse cargo del Molino Fontana, que hasta entonces había pertenecido a la familia de su mujer.

El paraíso que la Cruz del Sur protegía todas las noches le daba una nueva oportunidad.

Una casona del Cordón

Con un potente llanto que resonó en la casa de la calle Joaquín de Salterain 1331, en el barrio Cordón de Montevideo, anunció su llegada al mundo Orestes Fiandra Cuculic. Sucedió el 4 de agosto de 1921 y fue un canto a la vida el que se oyó aquella fría tarde de invierno en el hogar del matrimonio formado por Orestes Juan Antonio Fiandra Verri y Slava Teresa Cuculic Fontana.

En 1921, este barrio encarnaba las transformaciones que caracterizaban al Uruguay. Montevideo se encontraba en una fase de expansión y modernización, reflejada en la arquitectura y el urbanismo del Cordón, hacia donde se había extendido el Centro, con eje en la avenida 18 de Julio, una vez que el casco histórico y sus zonas cercanas fueron desbordados por el crecimiento demográfico y comercial.

La ciudad experimentaba un notable crecimiento económico y social que llevó a una rápida urbanización y a la adopción de estilos arquitectónicos europeos, como el eclecticismo y el *art déco*. Estos comenzaban a manifestarse en los edificios del Cordón, con sus fachadas ornamentadas y balcones de hierro forjado, que denotaban la influencia internacional y el progreso de la ciudad.

El país estaba consolidando su identidad política y social tras el período de inestabilidad de las primeras dos décadas del siglo xx. La modernización de Montevideo, con el desarrollo de nuevas avenidas y la mejora en el saneamiento, reflejaba los esfuerzos por acomodar el rápido desarrollo urbano.

La casa era propia de una familia acomodada de aquella época. Tenía al frente dos balcones con rejas artísticamente trabajadas y una enorme puerta de madera de dos hojas que un artesano italiano se había encargado de embellecer. Sus herrajes de bronce y la aldaba estaban siempre relucientes. La puerta daba paso a un zaguán muy amplio, con pisos de baldosas decoradas y paredes revestidas de mayólicas en su parte inferior. A través de una puerta cancel de vidrios biselados y labrados se accedía a un enorme patio con claraboya.

La finca contaba con tres dormitorios, un comedor y otro patio al fondo, con un aljibe que se usaba para conservar frescos algunos alimentos. A través del segundo patio se iba a la cocina y el baño, y mediante una escalera caracol de hierro al altillo, que oficiaba de habitación para el servicio doméstico.

La casa tenía, además, un enorme sótano que sería lugar de juegos para el niño que acababa de nacer y su hermana Teresa, que llegaría siete años más tarde. *Tito* lo apodaron a él y *Tita* a ella.

A pesar de su particular atracción y habilidad con la electrónica, don Orestes se dedicaba a la exportación, importación y venta al por mayor de telas, lo que lo obligaba a viajar con frecuencia a Europa.

Doña Teresa era una mujer bonita y de temperamento severo, reservada a la hora de expresar sus sentimientos, de sonrisa escasa y muy rígida en las normas de conducta que imponía a sus hijos. Culta, hablaba con esmerada pronunciación el francés y dominaba su gramática, y no dudó en enseñar ese idioma a sus hijos y a los amigos de estos que se lo pedían.

Eran tiempos en que la educación y la cultura nacionales seguían los cánones que venían de Francia, un país con una presencia determinante en el Uruguay. El francés se estudiaba en secundaria y se hablaba en los salones de la clase alta. Todo lo que venía de París era bienvenido y visto como sinónimo de cultura, elegancia y refinamiento.

Además, Teresa se destacaba como gran cocinera y costurera habilidosa. Ella misma hacía la ropa de sus hijos, lo que a Tito le generaba problemas en la escuela, ya que le ponía puntillas a la ropa interior tanto de su hija como de su hijo. Cuando estas asomaban por debajo de sus pantalones cortos, el niño se convertía en el hazmerreír de sus compañeros. La situación se zanjaba con reparto de puñetazos, en lo que Tito casi siempre salía airoso gracias a su físico robusto y la práctica permanente de deportes.

La infancia de Orestes Fiandra, hijo, transcurrió en un país que se hacía notar en América del Sur por su estabilidad política y por el crecimiento y la consolidación de una fuerte clase media.

En las primeras décadas del siglo XX, el Uruguay seguía recibiendo oleadas de inmigrantes europeos que buscaban, como en su tiempo lo había hecho Mateo Cuculic, el futuro que su tierra de nacimiento les negaba. Poco tiempo después, a la inmigración tradicional se sumaría la de quienes huían de la persecución nazi, de la Guerra Civil española y de la Segunda Guerra Mundial.

La radio de papá

Tito observaba con el fervor de un joven aprendiz mientras su padre, de quien había heredado el nombre Orestes, afinaba los últimos detalles de una radio de galena. El ambiente estaba impregnado del aroma a soldadura y a madera vieja, y el zumbido constante del transistor de radio que el padre había dejado encendido proporcionaba al proceso una banda sonora sutil.

—Ahora, hijo, lo importante es encontrar el ajuste perfecto —dijo Orestes con una mezcla de paciencia y emoción. Se inclinó sobre la mesa de trabajo, donde una serie de componentes eléctricos estaban esparcidos con precisión meticulosa. El cilindro transparente contenía un trozo de galena, el mineral de plomo esencial para el receptor.

Tito observó cómo su padre ajustaba el mecanismo que cambiaba el ángulo del contacto con la galena.

—Papá, ¿qué estamos buscando exactamente? —preguntó con el rostro iluminado por la luz cálida del atardecer que se filtraba a través de la ventana.

—Estamos buscando la señal correcta. Necesitamos encontrar el punto donde se vuelve más clara —explicó Orestes. Luego conectó la antena improvisada, un simple trozo de cable que colgaba de la ventana abierta, y se ajustó los audífonos de alta impedancia.

El padre giró lentamente el dial del condensador mientras Tito se acomodaba los audífonos. La estática llena de interferencias era la compañía constante, como si el propio taller estuviera susurrando secretos del mundo, mucho más allá de sus cuatro paredes. Tito, con la mirada fija en el pequeño panel de control, seguía el experimento con suma atención.

—Pronto escucharemos algo —prometió Orestes mientras ajustaba la bobina—. Radio Westinghouse es una de las dos emisoras que se captan aquí en Montevideo. Es potente, pero requiere paciencia encontrar su frecuencia.

Con cada ajuste del condensador, la estática disminuía, interrumpida por breves momentos de claridad. Orestes movió con cuidado el contacto de galena y la estática se hizo menos intensa. Tito sintió una creciente emoción al ver cómo la señal se afinaba.

De repente, un cambio sutil en la estática fue acompañado por una voz clara que emergió de entre el ruido. Tito contuvo el aliento mientras las palabras se volvían cada vez más legibles.

—Aquí está —dijo el padre con una sonrisa de satisfacción—. Es Radio Westinghouse.

—¿De verdad? —preguntó Tito con asombro y ansiedad mientras trataba de discernir el contenido entre la estática. De pronto la voz en el receptor se volvió más clara y Tito pudo distinguir el anuncio de un programa de noticias en español. En los auriculares, la voz del locutor sonaba nítida y poderosa:

—Bienvenidos a Radio Westinghouse, transmitiendo en vivo desde Montevideo.

La emisión, con su tono solemne y pausado, contrastaba con la rusticidad de los medios que se habían usado para lograr con éxito la sintonía.

Tito miró a su padre con los ojos llenos de admiración.

—Papá, con todos estos avances ya debe estar todo inventado, ¿verdad?

Orestes, con una mirada que combinaba optimismo y ternura, se inclinó hacia su hijo.

—Tito, los avances técnicos como este son solo el principio. Imaginate en unos años, cuando las comunicaciones se hagan aún más rápidas y accesibles. Será algo enorme, una verdadera revolución. Mejorará la vida de la gente de formas que ni siquiera podemos imaginar.

El taller estaba ahora en silencio, salvo por la voz inconfundible que salía de los auriculares, un testimonio del ingenio de Orestes y de la magia del nuevo medio de comunicación. Orestes ajustó el mecanismo de contacto un poco más para mejorar la recepción, mientras Tito escuchaba, aún sorprendido.

—¿Sabías que Radio Westinghouse ha estado transmitiendo desde hace años? —preguntó Orestes con la satisfacción de quien sabe que ha logrado algo notable—. Es una de las dos emisoras que podemos recibir aquí. Ahora podemos escucharla en cualquier momento, gracias a esta pequeña maravilla.

Tito, absorto en la experiencia, asintió con la cabeza.

—Es increíble, papá. Es como tener una ventana abierta al mundo.

—Sí, y tal vez en poco tiempo también se pueda transmitir imágenes, además de sonido.

—¿Imágenes? ¿Cómo en el biógrafo, pero en casa?

La sorpresa de Tito no dejaba de crecer a medida que la conversación avanzaba. La luz del atardecer se desvanecía lentamente y el taller quedaba inmerso en una penumbra suave. El niño se sentó en silencio, sin dejar de observar la radio de galena que su padre había creado. Era un dispositivo simple pero poderoso, que conectaba su pequeña vida con ondas invisibles, señales que resonaban en su cabeza y que viajaban por el aire llevando el mundo a sus oídos.

Tito comenzó a alentar un sueño y un futuro para su vida. Cuando fuera grande, armaría sus propios equipos e inventos.

La espera de un Nobel

La bruma de Leiden se espesaba y la ciudad se sumía en un silencio casi solemne. Desde hacía varios días, en la casa de Willem Einthoven había una expectativa que se palpaba en el aire, como si cada rincón susurrara sobre la inminencia del gran acontecimiento.

Era octubre de 1924 y, mientras la rutina diaria de la familia se mantenía y el otoño terminaba de instalarse en Holanda, Einthoven intentaba concentrarse en los últimos detalles de un artículo científico. Su mente, sin embargo, se deslizaba una y otra vez hacia un pensamiento recurrente: sabía que podían otorgarle el Premio Nobel de Medicina de ese año, ya que su trabajo con el electrocardiógrafo había revolucionado la cardiología, pero la formalidad del reconocimiento aún no llegaba.

El electrocardiógrafo había comenzado como una idea simple y audaz en su laboratorio de la Universidad de Leiden. Luego de años de experimentación, en 1903 Einthoven había logrado transformarlo en un aparato capaz de registrar la actividad eléctrica del corazón con increíble precisión.

Una cuerda de cuarzo que vibraba con precisión en respuesta a las corrientes eléctricas cardíacas era el núcleo de su invento. Un aparato de 270 kilogramos, obra de ingeniería y de arte al mismo tiempo, trazaba las ondas P, Q, R, S y T en una película fotográfica, lo que para los médicos significaba una ventana al interior del corazón humano, que les permitía diagnosticar enfermedades antes invisibles.

Mientras el día avanzaba, su esposa, Frédérique, continuaba con las labores cotidianas, aunque sus pensamientos, como los de Willem, giraban en torno a esa misma posibilidad.

Un golpe en la puerta resonó con intensidad. Frédérique fue la primera en reaccionar. Al abrir la puerta, un mensajero empapado por la humedad del día le entregó un sobre delgado.

—Es un telegrama, Willem —dijo entrando rápido al estudio, su voz cargada con una mezcla de emoción y temor.

Einthoven se levantó lentamente, como si quisiera prolongar un momento que sabía que iba a cambiarlo todo. Con manos firmes pero ansiosas, rompió el sello y desplegó el papel. Leyó en silencio, sus ojos moviéndose de una línea a otra, hasta que alzó la vista y buscó la mirada expectante de su esposa.

—Es de la Real Academia Sueca de Ciencias —anunció con voz más suave de lo habitual, como si temiera que decirlo en voz alta disipara la realidad del momento—. Me han otorgado el Premio Nobel de Medicina.

Por un instante, el mundo pareció detenerse. Luego, Frédérique se lanzó a sus brazos y los niños, alertados por la repentina euforia de su madre, corrieron al estudio sin entender del todo lo que había sucedido, pero sabiendo que era algo grande y bueno.

Más tarde, el estudio de Einthoven se llenó de sus colegas más cercanos. La noticia del Nobel había corrido como un reguero de pólvora y todos querían estar allí para felicitarlo. Entre los murmullos de celebración, uno de sus amigos más antiguos, el doctor Jan van der Veen, lo miró con una mezcla de admiración y curiosidad.

—Willem, siempre has visto más allá de lo que la mayoría de nosotros puede imaginar. ¿Qué crees que vendrá después de esto? ¿Cuál será el próximo paso en la tecnología médica?

Einthoven, aún saboreando la emoción del momento, se tomó un segundo para reflexionar.

—El electrocardiógrafo es solo el principio. Creo que algún día podríamos llegar a tener dispositivos más pequeños, portátiles, que no solo detecten, sino que corrijan patologías cardíacas. Lo que hemos logrado hasta ahora es solo el comienzo de lo que la ciencia puede hacer.

La habitación quedó en silencio, mientras los presentes asimilaban esas palabras. Si había alguien capaz de vislumbrar el futuro, era él.

Vacaciones junto al río

La mayor diversión de Tito estaba en el pueblo de Nueva Palmira, ese rincón de la patria recostado sobre el río Uruguay, en el departamento de Colonia, adonde llegaba apenas terminaban las clases. Allí se reencontraba con sus abuelos paternos, sus tíos y todo el entorno que tanto amaba.

Los abuelos siempre vivieron a orillas del arroyo Higueritas, en un predio limitado por las arenas de la playa, las calles Lázaro Gadea, 25 de Mayo y la costanera del arroyo. A esa costanera se le daría el nombre del fundador del pueblo, el sacerdote argentino Felipe Santiago Torres Leiva.

Sobre la playa misma, la abuela plantó gran cantidad de tipas que aún pueden verse, convertidas en frondosos árboles, muy requeridos por los habitantes del lugar por su sombra.

En ese entorno estaba la casa, donde los abuelos formaron y criaron su familia. La vivienda aún existe, aunque a lo largo del tiempo ha sufrido grandes transformaciones.

La abuela Teresa era una mujer muy querida y admirada. Se ocupaba de todos los necesitados, razón por la cual hoy aún la recuerdan con mucho respeto y cariño como *la Reina del Higueritas*. Además de sus hijos, se ocupó de la crianza de Chilo, una chica del pueblo, y Teodora, que estuvo bajo su cuidado desde los 12 años. También Enrique Rodríguez, un niño que había quedado huérfano, recibió el apoyo y el afecto de Teresa.

Cuando se construyó el primer murallón para hacer del arroyo Higueritas una dársena de yates, llegó al pueblo la empresa Carugatti, en la que Juan Liatti trabajaba como capataz. Teodora y Juan se enamoraron y al poco tiempo se casaron. El padrino de la boda fue Tito Fiandra, aunque ese no era el plan. Grande fue el asombro del párroco, don Eloy García, cuando vio entrar en la iglesia a Tito junto a Teodora. Sin embargo, conociendo los hábitos de don Nemesio, el padre de la novia, se dio cuenta de lo ocurrido: el padrino elegido se había adelantado al festejo y estaba durmiendo arrullado por el vino. El sacerdote murmuró en voz muy baja: «Ya sé, Nemesio está mamao hasta las patas».

Apenas Tito llegaba a Palmira, se compraba unas alpargatas negras que le duraban lo mismo que su temporada de verano. La muchachada del lugar lo recibía con alegría. Era el anuncio de los momentos que esperaban durante los tediosos meses de invierno. La llegada del amigo era una promesa de aventura y diversión.

Con *el Tito,* como todos lo llamaban, ponían el pequeño bote de chapa en el agua y salían a navegar. Ellos mismos lo habían construido y lo habían bautizado *El Guigue*. A veces tenían la osadía de hacerlo en el río Uruguay, si estaba calmo; si no, se conformaban con el arroyo Higueritas, que por entonces era muy angosto. También comenzaban las clases de gimnasia que Tito impartía a sus amigos en las arenas de la playa, junto a la casa de sus abuelos, además de las de natación en las tibias aguas del Uruguay. Orestes *Tito* Fiandra compartía con ellos los conocimientos que iba adquiriendo en la Asociación Cristiana de Jóvenes, que frecuentaba mientras vivía en Montevideo.

Desde muy joven, Tito fue un buen nadador. Durante sus vacaciones en Nueva Palmira disfrutaba nadando diariamente hasta el barranco de punta Gorda, distante unos cinco kilómetros, desde donde volvía trotando.

En aquellas actividades siempre estaba acompañado por algunos de sus amigos del lugar, como Carlitos Borges y Bonifacio. También se atrevía a llegar hasta los barcos que anclaban en medio del río. A menudo los marineros que estaban a bordo le ofrecían *linyera,* una bebida sin alcohol a base de hierbas que ellos mismos preparaban y que Tito siempre aceptaba.

Su tía Judith, quien sentía un especial cariño por Tito, sufría cuando este se internaba en el río hasta que se perdía de vista, lo que ocurría aun en días tormentosos y con aguas agitadas. Tito Fiandra compartía sus hazañas en el Uruguay con sus amigos. Él les enseñaba a nadar y a defenderse de los peligros.

—¡Por fin llegaste! —exclamó Juanito, uno de sus amigos de la infancia, mientras corría hacia él con los brazos abiertos.

Tito, con una sonrisa amplia y los ojos brillando con la misma calidez del sol estival, lo abrazó.

—¡No podía perderme otro verano en Palmira! Tienen todo pronto, ¿verdad?

El grupo se apuró a poner en marcha sus planes veraniegos. *El Guigue* estaba listo para navegar. Tito y sus amigos se dirigieron al río, donde la barca yacía medio enterrada en la arena.

—¡Vamos, che! —dijo Tito, con entusiasmo palpable. —¡Hoy vamos a dar una vuelta por el río!

Ya con el bote en el agua, se pusieron a remar río arriba. La superficie estaba en calma, en contraste con el bullicio de la playa.

Ernesto, siempre el más precavido, miraba el bote con escepticismo, pero confiaba en las habilidades de Tito para llevarlo a buen destino.

—¿Seguro que *El Guigue* aún flota? —preguntó levantando una ceja.

—¡Claro que sí! —respondió Tito con confianza—. Ya ha sobrevivido a muchas tormentas.

Carlos Borges y Bonifacio hicieron señas y gritaron para que los esperaran. Nadaron hasta el bote y sus amigos los ayudaron a subirse. Carlos, con su característico sentido del humor, comenzó a hacer bromas sobre la estabilidad de la embarcación.

—Si *El Guigue* se hunde, que sea con estilo —dijo con una sonrisa traviesa—. Prometo no protestar si tenemos que volver nadando hasta la orilla.

—No te preocupes, Carlos. Con Tito al mando, estamos seguros.

Al fin el bote comenzó a moverse, propulsado por el entusiasmo de los jóvenes. Tito se encargaba de los remos, mientras las bromas y las risas se mezclaban con el sonido del agua.

—¡Miren, una balsa a la vista! —dijo Tito, señalando un tronco—. ¡A ver quién la empuja primero!

Carlos, siempre dispuesto a competir, aceptó el reto con entusiasmo.

—¡Apuesto a que Bonifacio será el primero en lanzarse!

Bonifacio, con mirada desafiante, se preparó.

—¡A ver si te atrevés a venir a rescatarme si me caigo!

El bote se acercó al tronco y las risas estallaron. Lograron agarrarlo y luego lo enlazaron con una cuerda. Tito, con su usual habilidad para animar a los demás, mantenía el bote en movimiento, ahora rumbo a la playa, mientras los amigos se esforzaban en la tarea.

—¡*El Guigue* nunca ha fallado en una misión! —anunció Tito con tono de triunfo—. ¡Hoy vamos a conseguir que ese tronco se mueva!

El grupo regresó a la playa para disfrutar de un descanso casi al atardecer. Tito había organizado una pequeña clase de gimnasia en la arena, que pronto se convirtió en una competición amistosa.

—¡Vamos! ¡Última ronda antes del chapuzón! —exclamó mientras demostraba un ejercicio.

Exhausto pero con una chispa en los ojos, Carlos le lanzó una mirada que denotaba su cansancio.

—¡Asegurate de no quedar demasiado cansado por el resto de las vacaciones! —bromeó Tito, haciendo un último salto con energía.

Las clases de gimnasia se seguían con devoción. Los amigos se esforzaban por imitar cada movimiento, aunque a menudo terminaban a pura carcajada.

Al atardecer, mientras se reunían alrededor de una fogata en la playa, llegaba el turno de los recuerdos de veranos anteriores.

—¿Se acuerdan de la vez que intentamos correr las olas con tablas hechas de madera? —preguntó Carlos con tono nostálgico.

—¡Cómo olvidarse! —rio Tito—. Pasamos más tiempo nadando que sobre las tablas.

—¿Y cuando intentamos pescar y solo conseguimos un zapato viejo? —agregó Bonifacio, provocando risas generales.

Tito asintió mientras miraba el horizonte, donde el sol se había escondido en el río.

—¿Qué haremos mañana?

La promesa de nuevas aventuras llenó las primeras horas de la noche, mientras las historias y las risas se confundían con el sonido suave de las olas rompiendo en la orilla. El verano en Palmira, con su despreocupación y camaradería, era un eterno ciclo de juegos y alegrías compartidas, un tiempo que se vivía intensamente.

Prueba de vida

Era un día de enero en el corazón del verano, un día abrasador que parecía no tener fin. Con sus ocho años, Tito corría con energía junto a sus amigos por la playa, un paraíso de arena que se extendía a sus pies. La pelota desflecada, testigo de innumerables partidos, volaba entre los gritos de los niños.

—¡Dale! ¡Último tiro! —gritó Bonifacio mientras lanzaba la pelota hacia él.

Tito, con una sonrisa de satisfacción, lanzó la pelota de vuelta.

—¡Ahí va!, ¡no te duermas!

Ya cansados pero felices, el grupo de amigos decidió que era hora de zambullirse en el río cercano. La frescura del agua era un alivio para el calor, un respiro antes de volver a jugar la revancha.

Después de un baño igual de intenso que el partido de fútbol, el grupo salió del río y comenzó a prepararse para el almuerzo. Fue entonces cuando Tito sintió una punzada aguda en el talón. Al examinar la herida, descubrió que había sido provocada por una lata oxidada que estaba enterrada en la arena.

—¡Esto duele! —exclamó al tiempo que miraba la herida.

—¿Qué te pasó? —preguntó uno de los compañeros de juego.

—No es nada —respondió, restándole importancia—. Solo me corté con una lata. Estoy bien.

Con la despreocupación típica de su edad, Tito desestimó el dolor y continuó su camino a casa sin comentar nada.

Cuando llegó, la tía Judith notó la herida y se preocupó de inmediato.

—Tito, ¿qué te pasó en el pie?

—Me corté con una lata en la playa, tía.

Judith examinó la herida y su rostro se endureció.

—Esto parece serio. Necesitás que te vea a un médico. Voy a llamar al doctor Cúneo.

La noticia de que Tito estaba herido llegó rápidamente a la consulta del doctor Carlos Cúneo, un médico italiano establecido en Nueva Palmira muchos años atrás. Cúneo, quien había perdido la vista de un ojo en un accidente y tenía problemas para moverse, examinó la herida con mirada experta y una preocupación notoria.

—Esto no es bueno —le dijo a la tía Judith al ver el pie inflamado—. Necesitamos conseguir suero antitetánico en Buenos Aires de inmediato. Esta herida podría causar un tétanos severo si no se trata a tiempo.

Judith se puso enseguida a hacer los arreglos necesarios.

—Voy a enviar a alguien a Buenos Aires ahora mismo.

Mientras transcurrían las horas en espera del medicamento, Tito se tumbó en su cama. El dolor se volvía cada vez más intenso, mientras aumentaban la fiebre y el sudor.

—¿Por qué no puedo dejar de temblar, tía? —preguntó con la voz entrecortada.

—Es normal con fiebre alta —le explicó Judith mientras le ponía paños con agua fría en la cabeza—. El doctor hará todo lo posible para ayudarte.

Finalmente, el suero antitetánico llegó. El doctor Cúneo, con la ayuda de su hermana Etelvina, lo administró con diligencia y precisión. La noche se alargó mientras Tito soportaba los efectos del tratamiento. Poco a poco, la fiebre empezó a ceder y el dolor disminuyó.

—Es un alivio ver que estás comenzando a mejorar —comentó Cúneo mientras revisaba la herida—. El suero ha hecho su trabajo. Ahora solo necesitás descansar y recuperarte.

Orestes *Tito* Fiandra, aunque aún débil, sintió gratitud hacia el médico que le había salvado la vida.

—Gracias, doctor —dijo con voz cansada—. No sé qué habría hecho sin usted.

—No tenés que agradecerme —respondió Cúneo con una sonrisa cálida—. Es mi deber como médico ayudar a mis pacientes. Y me alegra ver que estás camino a la recuperación.

A medida que los días pasaron, Tito comenzó a recobrar su energía. La herida mejoraba. El tétanos había sido contenido gracias a la rápida intervención del médico y la tía Judith.

Tito nunca olvidó aquellas horas y la manera en que aquel médico dedicado, con sus limitaciones y sus conocimientos, le había salvado la vida.

El postre antes y los paseos por la Ciudad Vieja

En la escuela pública número 46, la rutina del recreo se desplegaba bajo el sol invernal que iluminaba el patio de juegos.

Tito Fiandra sostenía en la mano su pequeña vianda, un simple paquete envuelto en un paño a cuadros que la madre había preparado con esmero, como cada día. La jornada de clase se le hacía larga y la pausa para alimentarse y reponer energías lo distraía de los juegos con sus amigos.

En el medio del bullicio, desenvolvió el paquete con el pan casero y el dulce de leche con una precisión casi ritual, como si el acto de desatar los nudos del paño fuera parte de un procedimiento más profundo, un secreto personal que solo él comprendía.

Los niños corrían, jugaban a la escondida y se lanzaban pelotas de trapo, mientras sus risas se entrelazaban con el crujido de los juegos. Tito tenía un protocolo claro: comer primero el postre. Este hábito le permitía disfrutar del dulce antes de que la rutina de la escuela pudiera opacar su sabor.

—¿Siempre empezás con el postre, Tito? —le preguntó un compañero con el que solía intercambiar láminas de barcos, aeroplanos e inventos de la época. Su tono estaba cargado de asombro y un toque de envidia mientras sacaba su propio pan con queso.

Sin levantar la vista y con un toque de satisfacción, Tito respondió:

—Mi mamá dice que el postre debe saborearse bien. Si dejo lo mejor para el final, se me pierde entre el resto. Así, al menos, me aseguro de disfrutarlo antes de que se me pase el hambre.

El compañero replicó con una sonrisa traviesa:

—Entonces deberías comerlo con calma. Parece que vas a tragarte todo el pan con dulce de golpe.

—Es que nos pusimos a jugar y se nos pasó el tiempo de comer.

El sonido de las campanillas que hacían sonar las maestras para indicar el fin del recreo interrumpió la conversación. Los niños volvieron a las aulas mientras el eco de las risas y los juegos desaparecía gradualmente en el aire frío del patio.

Tito Fiandra, con su ansiedad por hacer cosas, su ritual de merienda y su inusual hábito de comenzar con el postre, demostraba en esos breves momentos de recreo un reflejo de su carácter y una forma de enfrentar las pequeñas ansiedades y placeres de su vida cotidiana.

Años más tarde, esa ansiedad se resumiría en una frase que hizo escribir en un cartel que enmarcó y colocó en su escritorio: «Luego, mañana... no, ¡ahora!».

El sol de la tarde se filtraba entre las viejas residencias y los nuevos edificios de la Ciudad Vieja mientras la familia Fiandra Cuculic recorría las calles que separaban la plaza Independencia de la Confitería del Telégrafo, un ritual repetido y disfrutado por la familia.

Tito había dado el examen de ingreso al liceo y sus padres habían ido a esperarlo a la salida. El padre, Orestes, le había prometido que, luego de la prueba, irían juntos a tomar un helado al Telégrafo, en la Ciudad Vieja.

—¿Cómo te fue, Tito? —le preguntó mientras caminaban rumbo a la parada del tranvía.

—Bien, pero tengo algunas dudas —respondió el niño, que con 12 años aún no había estrenado los pantalones largos.

—¿Y cuáles son esas dudas?

—*Ubérrimo* va con hache, ¿no?

Don Orestes detuvo la marcha, lo miró con asombro y preguntó:

—¿Qué otras dudas tenés?

Tito se llevó la mano a la frente y algo nervioso dijo:

—Escribí *maceta* con zeta y *helecho* con la hache en el medio. Estuve bien, ¿no?

—¡Qué disparate! —exclamó don Orestes—. Este verano, en Nueva Palmira, no habrá vacaciones. Te voy a poner una maestra particular para que estudies y puedas rendir nuevamente el examen.

Mientras se aproximaban al local y el aroma de sus exquisiteces se volvía embriagador, Tito no dejaba de pensar en el examen que había dado. La confitería los esperaba con sus espejos y sus mesas siempre colmadas de clientes.

El Telégrafo, ubicada en 25 de Mayo entre Bartolomé Mitre y Juan Carlos Gómez, se erguía desde 1866 como un símbolo de Montevideo, expresando el pulso de la vida social. Su reputación, que traspasó las fronteras del país, la situaba a la altura de las mejores confiterías de Buenos Aires, Río o Madrid.

—¿Sabés, papá? En la escuela hablamos sobre la historia de Montevideo antiguo —dijo Tito mirando a su alrededor con la curiosidad un niño de barrio que llegaba al casco colonial de la ciudad.

—Ajá —contestó el padre con una sonrisa—. Cada vez que entro a la Ciudad Vieja, siento como si el pasado estuviera aquí.

Tras la reforma, la Confitería del Telégrafo mantuvo un aura finisecular. Los cristales ornamentales y las vitrinas de época despertaban la nostalgia del pasado, mientras los grandes espejos enmarcados en madera oscura reflejaban el resplandor azul de las llamas del gas y las miradas desvanecidas de un siglo de encuentros.

Con dos salones, uno para familias y otro vibrante con mesas de billar, seguía siendo el epicentro de tertulias y recuerdos, conservando la esencia de Montevideo en cada rincón de su elegante y añejo interior. No era extraño que muchas familias, como los Fiandra, la eligieran como lugar de referencia para ocasiones especiales.

Mientras esperaban el pedido, Tito miraba a su alrededor, absorbido por la atmósfera del salón. Las barandillas con plantas separaban los espacios, y los espejos reflejaban no solo la luz, sino también las historias de quienes habían pasado por allí.

El mozo regresó para colocar cuidadosamente las tazas y platos sobre la mesa.

—Aquí tienen, disfruten —dijo antes de retirarse con la misma discreta eficiencia.

El padre levantó su taza de café y aspiró profundamente el aroma rico y familiar.

—Brindemos por los momentos compartidos y por aquellos que vendrán.

Para Tito, cada paseo por la Ciudad Vieja y cada visita al Telégrafo se convertían en una lección viva de historia, enriquecida con los comentarios de Orestes y Teresa.

De repente, la mirada de Tito se fijó en un anciano que, desde una mesa cercana, intentaba cortar su pastel con una mano temblorosa. Sin pensarlo dos veces, se levantó de la silla y se acercó al hombre.

—Permítame ayudarlo, señor —dijo con voz suave y segura.

El anciano sonrió.

—Gracias, hijo. Ya no son lo que eran. ¿Cómo te llamás?

—Orestes Fiandra, pero todos me dicen Tito.

—Entonces, gracias, Tito. Sos un jovencito muy amable.

Tito cortó el pastel con precisión y se lo devolvió al hombre. Al regresar a la mesa, el padre lo miró con una mezcla de orgullo y curiosidad.

—Sos muy atento, hijo —comentó—. Tenés un don natural para cuidar de los demás. Quizás algún día te conviertas en un gran médico.

Orestes sonrió.

—Tal vez, papá. Me gusta la idea de ayudar a las personas.

—Con tu corazón y tu inteligencia podrás lograr grandes cosas; no tengas duda. Acordate de que lugares como este no solo se construyen con ladrillos y cemento, sino con el sacrificio y la dedicación de sus dueños.

Aquella tarde, mientras el sol se ponía sobre Montevideo, Orestes caminó junto a sus padres por las calles adoquinadas, sintiendo que su futuro, aunque aún incierto, comenzaba a tomar forma.

Vida de barrio, fútbol y boxeo

Los abuelos paternos de Tito eran Nicolás Fiandra, de quien le llamaba la atención su avanzada edad y su barba blanca, y Filomena Verri, quien falleció cuando él era muy pequeño.

Al abuelo Nicolás lo veía a diario, pues vivía en la casa contigua a la suya y siempre tenía golosinas.

Los abuelos maternos, en cambio, vivían en Nueva Palmira. Eran Mateo Cuculic, el rudo croata cuyo afán aventurero lo había traído a Uruguay, y Teresa Fontana, quien se destacaba por su calidez y su espíritu caritativo. A pesar de la distancia, Tito los sentía muy cercanos.

Como todo muchacho, Tito tenía sus amigos en el barrio. Con ellos había formado un cuadro de fútbol, el Eleven Stars, del cual fue, como no podía ser de otra manera, el presidente.

Por aquellos años, Uruguay vivía una efervescencia social y deportiva sin precedentes, marcada por el deslumbrante éxito de la selección nacional de fútbol.

En 1924, los Juegos Olímpicos de París vieron a Uruguay conquistar su primer oro olímpico, una hazaña repetida en 1928 en Ámsterdam, que consolidó su posición como potencia futbolística emergente, la primera de fuera del continente europeo, después de la mismísima Inglaterra, la creadora del juego.

Los triunfos olímpicos fueron solo un preludio a la gloria aún mayor que estaba por venir: la Copa Mundial de la FIFA en 1930, el primer torneo mundial, jugado en Montevideo, volvió a tener a la selección uruguaya levantando un trofeo internacional.

Aquellos logros deportivos eran celebrados con una intensidad que trascendía el ámbito del fútbol. Influían en el espíritu de una nación que se veía a sí misma como pequeña, pero potente en el escenario deportivo.

Para los niños, las hazañas futbolísticas eran el centro de su imaginación y fervor. Las noticias sobre sus cracs eran parte de la conversación cotidiana.

Las victorias nacionales no solo eran motivo de celebración en las calles, sino también de inspiración en las canchas de barrio y en el juego de los niños. Para ellos, los triunfos de la selección eran una fuente de sueños y aspiraciones de brillar con luz propia.

El campo de juego del Eleven Stars, con su suelo pedregoso y sus escasos penachos de césped, se convertía en una cancha de fútbol capaz de albergar los sueños de gloria.

Entre las casas de los vecinos y las calles aún adoquinadas del Cordón, el Eleven Stars vivía sus jornadas épicas. El campo, delimitado por líneas apenas visibles y arcos hechos con trozos madera astillada, era testigo de los intensos partidos que Tito y su equipo disputaban contra otros conjuntos del barrio. Los jóvenes, inspirados por las hazañas de su selección nacional, buscaban emular a sus héroes en cada partido.

En uno de aquellos encuentros interminables, un sábado por la mañana y esquivando algunas nubes de lluvia que oscurecían el campo de juego, Tito recordaba los nombres que llenaban los titulares de los periódicos: José Nasazzi, el *Capitán de Capitanes,* y Héctor Scarone, con su habilidad deslumbrante.

Tras recibir un pase largo de Ricardo *el Ruso* González, conocido por su habilidad para hacer despejes y sus potentes tiros de media distancia, Tito logró evadir a dos defensores con un toque sutil y, con la agilidad de un bailarín, avanzó hasta el borde del área. Un disparo certero colocó el balón en la esquina inferior del arco. La multitud imaginaria estalló en vítores mientras Tito, con el corazón palpitante, los ojos aún enfocados en el arco y el sudor resbalando por su frente, levantaba los brazos en señal de triunfo.

Después del partido, bajo la protección de un viejo árbol de la calle Durazno, Tito y sus amigos se reunieron para festejar el resultado.

—Ese gol fue digno de un partido en el Centenario, Tito.

El aliento de los amigos hacía olvidar el cansancio y las primeras gotas de lluvia que comenzaban a caer sobre Montevideo.

—Gracias. Si seguimos jugando así, tal vez algún día nos vean en la portada de los diarios como los cracs.

El Eleven Stars era para ellos, además de un equipo de fútbol y un espacio de amistad y camaradería, una fábrica de sueños.

Por la misma época, Tito adquirió conocimientos de boxeo y fue noqueado en un ring amateur. Ese recuerdo lo acompañaría siempre, como la medalla de una batalla que, aun perdida, fue librada con coraje.

Cuando llegó al gimnasio y vio el sencillo cuadrilátero donde entrenaban los boxeadores dispuesto en el centro del local, sintió que el ambiente estaba cargado de una energía brutal. Las lámparas, colgadas de manera despareja, proyectaban una luz parpadeante y mortecina sobre el ring, una estructura rudimentaria de cuerdas atadas a postes de madera y un suelo de lonas viejas que intentaban amortiguar los golpes.

Las paredes, decoradas con papeles impresos, anunciaban veladas de box ya pasadas. Un grupo variado de vecinos y amigos que habían ido a pasar una tarde animada se apretujaba alrededor del cuadrilátero, creando una atmósfera de entusiasmo y jolgorio.

Tito Fiandra, calzando unos guantes ligeramente grandes para el tamaño de sus manos, se preparaba para el combate con una mezcla de ansiedad y emoción. Su entrenador, un hombre mayor, parecía sereno, casi indiferente al resultado que vislumbraba, y le ofrecía palabras de moderado aliento.

—Tito, no te olvides de usar tu velocidad. Mantené la cabeza baja y movete rápido —le aconsejaba entre el bullicio.

Tito se subió al ring mientras el público del barrio comenzaba a animar y aplaudir, creando un ambiente entre festivo y dramático.

El combate comenzó de forma sorpresiva, con el grito de un espectador entusiasta y el crujido de los postes al recibir los golpes. Tito, moviéndose con agilidad, trataba de seguir el ritmo de la pelea. Sin embargo, la estructura precaria del ring y la falta de un espacio adecuado pronto hicieron evidente la dureza del desafío.

—¡No te dejes arrinconar! —le gritó el entrenador desde la esquina, pero el consejo llegó tarde. Un golpe certero, lanzado con precisión milimétrica por el adversario, encontró su objetivo y Tito se tambaleó.

Al caer al suelo, el ruido de la sala se desvaneció en un murmullo distante. «Esto no es lo que esperaba», pensó Tito mientras miraba el techo y sus pensamientos confusos oscilaban entre el dolor y la aceptación. La improvisada velada había terminado para él, no con el estrépito de una campana, sino con la dura lección de que en la lucha, como en la vida, el verdadero desafío está en levantarse después de la caída.

Solo hemos arañado la superficie

En el majestuoso salón de la Real Academia Sueca de Ciencias, la ceremonia acababa de concluir, pero el sonido de los aplausos aún resonaba en los oídos de Willem Einthoven. La suave luz de las lámparas iluminaba las caras de los presentes, que, copa en mano, comentaban con entusiasmo el acontecimiento.

Einthoven, todavía sobrecogido por el reconocimiento, se encontraba rodeado de colegas que compartían su emoción y su pasión por la ciencia. El científico holandés acababa de recibir el Nobel de Medicina y Fisiología por su descubrimiento del mecanismo del electrocardiograma.

En la cálida sala donde se reunieron una vez terminada la ceremonia, la conversación había fluido desde los recuerdos de sus primeros días de investigación hasta las posibles direcciones que la ciencia podría tomar en el futuro. Willem Einthoven se encontraba en un rincón con August Steenberg Krogh, el célebre fisiólogo ganador del Nobel en 1920, y un par de colegas más.

—Es curioso pensar que en nuestras manos tenemos la capacidad de ver y medir algo tan esencial como el latido del corazón —comenzó Krogh—. Hace apenas unas décadas, esto habría sido considerado una fantasía.

Einthoven asintió, con una mirada ausente.

—Y, sin embargo, apenas hemos arañado la superficie. Pienso que en el futuro podríamos no solo escuchar al corazón, sino interactuar directamente con él de maneras que hoy parecen inverosímiles.

Uno de los jóvenes investigadores, Hans Berger, quien había comenzado a experimentar con las ondas cerebrales, levantó una ceja, intrigado.

—¿Interactuar? ¿Te refieres a algo más allá de la simple observación?

Einthoven sonrió, consciente de lo audaces que podían sonar sus palabras.

—Quizás parezca improbable ahora, pero imaginen un dispositivo, algo mucho más pequeño y sofisticado que mi electrocardiógrafo, que pudiera estar en contacto directo con el corazón. No desde fuera, como hacemos ahora, sino desde dentro.

Krogh frunció el ceño intentando visualizar la idea.

—¿Desde dentro del cuerpo? Eso requeriría un tipo de tecnología que no podemos siquiera empezar a imaginar.

Einthoven se recostó en la silla, contemplativo.

—La ciencia avanza rápidamente, August. Hoy hablamos de mediciones externas, pero no es difícil imaginar que algún día, además de observar, podamos ayudar a regular las funciones del corazón.

Hans Berger, siempre inclinado a pensar en las posibilidades más remotas, añadió:

—¿Y por qué detenernos en el corazón? Si logramos entender los ritmos eléctricos del cuerpo, tal vez podríamos aplicar esa tecnología a otros órganos, incluso al cerebro.

El pibe en el biógrafo

El sol estaba aún alto mientras Tito y sus amigos caminaban ansiosos por las calles del barrio, rumbo al Cine Defensa.

A pesar de la frustración inicial con el boxeo, Tito se había animado luego con el judo y la lucha grecorromana y comenzaba a destacarse en Nueva Palmira por su facilidad para la natación. Al mismo tiempo, el cine ejercía sobre él un fuerte magnetismo. Le gustaba ir al *biógrafo* (término que, muchos años después, provocaría la risa de sus hijos, así como cuando llamaba *botines* a los zapatos) y siempre lo hacía en compañía de sus amigos.

No era solo la posibilidad de escapar a mundos lejanos lo que lo atraía; era la fascinación por las figuras y las sombras en movimiento, por esa tecnología que hacía posible lo que parecía imposible. Cuando estaba en el cine, sentía que el mundo entero se encogía hasta quedar contenido en esa sala oscura, donde la realidad se diluía en el parpadeo del proyector.

Con sus caramelos Media Luna y sus quince centésimos en el bolsillo para pagar la entrada, Tito sabía que ese sería uno de esos días en los que el Defensa lo recibiría con las puertas abiertas. «Tal vez hoy vea algo inolvidable», pensó. Aún no sabía lo acertado que estaba.

La película de esa tarde era *El pibe,* dirigida y protagonizada por Charles Chaplin. Había oído hablar de ella entre sus amigos, quienes le aseguraban que era una obra maestra. «Te vas a reír, Tito —le habían dicho—, pero también vas a sentir algo más, algo que no vas a poder explicar». La promesa de emociones nuevas lo hizo apurar el paso.

Dentro del cine, el ambiente era el de siempre: ruidoso y lleno de expectativa. La violinista rubia y el pianista de cabello blanco estaban ya en sus puestos, afinando sus instrumentos. Tito encontró su lugar en una de las butacas de madera, que crujían con cada movimiento. Sus amigos estaban a su alrededor, pero él se sentía solo, inmerso en sus pensamientos, anticipando lo que estaba por venir.

Las luces se apagaron y la pantalla se iluminó. La primera escena mostró a Chaplin, el vagabundo, caminando por las calles con su inconfundible andar. Tito se inclinó hacia adelante, absorto. La música, suave al principio, comenzó a crecer en intensidad, acompañando la acción en pantalla. La risa de Chaplin, aunque muda, resonaba en el corazón de Tito. Pero no fue solo la comedia lo que lo atrapó, sino la historia en sí, la relación entre el vagabundo y el chico al que encuentra abandonado.

«Es como si estuviera yo ahí, en la pantalla», pensó Tito. No era un pensamiento consciente, sino una emoción pura, algo que no podría haber expresado con palabras. La película, aunque muda, hablaba con una claridad que no necesitaba voz.

Cuando la música cesaba, por momentos, el ruido de los zapatos golpeando el suelo y los silbidos llenaban la sala, pero Tito apenas lo notaba. Estaba inmerso en un mundo donde las emociones eran transmitidas a través de gestos y miradas. «¿Cómo pueden estos aparatos hacerme sentir tanto?», reflexionó, fascinado por la técnica que permitía capturar esos momentos en el celuloide. Las sombras y luces que danzaban en la pantalla parecían reales.

El clímax de la película, cuando el chico es arrebatado de los brazos de Chaplin, lo tomó por sorpresa. «No pueden separarlos», pensó, apretando los puños. Cuando finalmente el vagabundo y el chico se reunieron, un alivio cálido lo invadió. «Siempre hay esperanza», se dijo, asombrado por sus propios pensamientos.

Al salir del cine, la luz del día lo recibió de nuevo, pero el mundo le pareció diferente, más profundo, más complejo. Caminó con sus amigos en silencio hacia su casa, con la imagen de Chaplin y el chico grabada en la memoria. «Tal vez algún día entenderé cómo funciona todo esto —se dijo—. Estos aparatos, estas emociones... ¡Hay tantas cosas que se pueden lograr con ingenio!».

Un gran investigador llamado Chagas

El trueno rompió la quietud de la madrugada en la estación de tren de Lassance, confirmando que la tormenta que había estallado a medianoche se prolongaría. Carlos Chagas, con su delgado perfil recubierto de lluvia, esperaba paciente e imperturbable bajo el alero del pequeño edificio. Las gotas se deslizaban por sus cabellos y se precipitaban sobre el suelo embarrado. La tormenta marcaba el tiempo en la región de Minas Gerais, un lugar donde la naturaleza se sentía con intensidad.

El médico no era el único refugiado bajo el alero. Un grupo de campesinos, temblando bajo sus ponchos empapados, se había acomodado en la estación. Una mujer que estaba entre ellos, con un niño visiblemente enfermo en brazos, se acercó a Chagas. La escena reflejaba la tragedia que él había jurado combatir. Los rostros cansados y preocupados de los campesinos eran un eco mudo de la desesperación que lo había llevado hasta allí.

—Doctor Chagas, ¿por qué no descansa un poco? Ha estado trabajando desde el amanecer —le sugirió un joven médico, uno de los muchos que compartían la lucha contra la enfermedad.

—No hay tiempo para descansar —respondió Chagas con firmeza—. Cada minuto que pasa es un minuto en el que alguien podría estar sufriendo más. Mi responsabilidad es con ellos, con cada uno que podría estar siendo afectado por esta maldición.

A medida que el tren se acercaba, con su característica sirena mezclándose con el rugido de la tormenta, Chagas se movió con determinación. Su habilidad para consolar a los campesinos en la adversidad no era solo una muestra de compromiso. Su descubrimiento del *Trypanosoma cruzi,* en 1909, había sido el inicio de una lucha interminable contra un mal que parecía desafiar todas las soluciones.

Chagas se encontraba en un campo de batalla médico que había comenzado algunos años atrás. El descubrimiento del parásito había sido revolucionario, pero el verdadero desafío era erradicarlo en el terreno, donde la teoría se encontraba con la dura realidad. Los gráficos y datos de sus investigaciones se entrelazaban en su mente con los rostros de los pacientes que veía día a día, creando una imagen de lucha y esperanza.

—Mi hijo está muy mal, doctor. ¿Cree que podrá hacer algo por él? —preguntó ya en el tren la joven madre con un tono de desesperación que tocaba las fibras más profundas de Chagas.

Chagas examinó al niño con la misma dedicación que había mostrado en sus investigaciones en el Instituto Oswaldo Cruz. El trabajo en los laboratorios y los experimentos meticulosos ahora se volvían tangibles en la vida de estos pacientes.

—Haré todo lo que esté a mi alcance —prometió, aunque sus palabras estaban cargadas de dudas. Sabía que la batalla era tremenda.

Cuando el tren finalmente llegó a su destino, el cielo comenzó a despejarse y una suave luz matinal iluminó el horizonte. Chagas, con un cansancio evidente, pero con renovada esperanza, sabía que la tormenta había pasado, pero la lucha continuaría con la misma intensidad en su interior. Su vida y trabajo estaban marcados por un profundo compromiso con la ciencia y la salud pública, una dedicación que trascendía las adversidades y el reconocimiento personal.

En 1909, el Instituto Oswaldo Cruz había enviado a Carlos Chagas a Lassance para combatir una epidemia de malaria entre los trabajadores de una nueva línea de ferrocarril hacia Belém.

Durante aquellos dos años en la región, Chagas observó la peculiar invasión de las casas rurales por un insecto hematófago del género *Triatoma*. Este insecto, conocido como *barbeiro* debido a su hábito de succionar sangre durante la noche, albergaba en sus intestinos un protozoo flagelado, una nueva especie del género *Tripanosoma.* Chagas demostró experimentalmente que ese parásito podía ser transmitido a los monos tití picados por el insecto infectado. Inicialmente denominado *Schizotrypanum cruzi* en honor a Oswaldo Cruz, el parásito sería más tarde rebautizado como *Trypanosoma cruzi.* El insecto se conoce en el Río de la Plata como *vinchuca* y azotó con igual intensidad a los habitantes de los ranchos de paja y terrón de estas latitudes.

La lucha de Chagas, marcada por sus descubrimientos y su incansable trabajo en el campo, se erigía no solo como un testimonio de su dedicación, sino también como la única esperanza para aquellos que aún sufrían la enfermedad. Su legado, construido con perseverancia y pasión, continuaría iluminando el camino hacia un futuro en el que la ciencia pudiera ofrecer respuestas a las enfermedades más destructivas y, sobre todo, a las personas más desafortunadas.

Con el tiempo la enfermedad fue denominada *mal de Chagas* y hoy, si se trata en sus etapas iniciales, se cura con medicamentos antiparasitarios. Chagas sigue siendo el único científico en la historia de la medicina que descubrió y describió completamente una nueva enfermedad infecciosa: su patógeno, su vector, su hospedador, sus manifestaciones clínicas y su epidemiología. Fue nominado al Premio Nobel de Medicina en dos oportunidades, en 1913 y 1921, pero no se lo otorgaron.

Clase de literatura

En la penumbra de la parroquia, el aire estaba impregnado del aroma a incienso que había dejado la última misa del día. La luz dorada de la tarde se filtraba a través de la ventana y dibujaba sombras sobre las paredes de piedra.

El padre Eloy García, con su aura de calma y sabiduría, se volvió hacia Tito, que estaba sentado en un banco de madera con la cabeza gacha y la mirada puesta en el vacío.

Haber perdido el examen de Literatura en preparatorios condicionaba su ingreso a la facultad. Por eso su padre le había pedido ayuda al cura párroco de Nueva Palmira, Eloy García, lo que no era un buen programa para las vacaciones de verano de un muchacho inquieto y deportista.

—Buenas tardes, Tito. ¿Cómo te encuentras hoy? —preguntó el cura con una voz suave que resonaba en el enorme espacio del edificio parroquial.

—Buenas tardes, padre —respondió el muchacho con una voz apagada que apenas podía disimular su desaliento—. En fin..., estoy aquí.

Ambos quedaron en silencio, cargado por las preocupaciones e inquietudes de un joven cuyos estudios dependían de lo que aprendiera con el padre Eloy.

—Te noto un poco decaído. —El tono firme del sacerdote estaba lleno de comprensión—. ¿Hay algo que te preocupe?

Orestes suspiró. El brillo de su mirada parecía haberse desvanecido. Sentía la presión del examen de Literatura como una losa sobre sus hombros.

—Es solo que... no me entusiasma mucho estudiar para este examen —confesó resignado.

El cura procuraba darle calma y ánimo, además de versos y prosas que Tito debía aprender. En aquella ocasión estaban revisando fragmentos de *La leyenda patria,* de Juan Zorrilla de San Martín, un texto que debía dominar para el examen.

—Entiendo —dijo con comprensión—. A veces las responsabilidades escolares pueden parecer abrumadoras. Pero recuerda que la educación es una herramienta poderosa que te abrirá muchas puertas en la vida.

El joven Fiandra levantó la vista intentando leer algo de inspiración o revelación en los ojos del sacerdote. Pero, en el fondo, lo que realmente deseaba era que el tiempo pasara más rápido. Imaginaba el agua fresca del arroyo Higueritas, el sol sobre la piel y el sonido de la risa de sus amigos.

—Mira estos versos —dijo el padre Eloy señalando un pasaje del libro—: «¡Sarandí! Con tu aliento poderoso / Sus alas formaría la tormenta / Para azotar la espalda del coloso / Revuelto mar, y publicar su afrenta».

Tito frunció el ceño al intentar entender el significado de aquel texto. La visión heroica de la obra parecía tan distante de su realidad inmediata que apenas podía concentrarse.

El padre Eloy, notando la frustración de su alumno, decidió ofrecerle una perspectiva diferente.

—¿Sabes, Tito?, *La leyenda patria* es mucho más que un simple poema. Es una obra fundamental en la literatura nacional porque encarna el espíritu de lucha y el amor por nuestra tierra, por nuestro país. Juan Zorrilla de San Martín no solo era un poeta talentoso, sino también un hombre de profunda fe cristiana. Él creía que la poesía podía inspirar y elevar a las personas, algo que, en su tiempo, era una forma de unir a la nación bajo ideales compartidos.

—Entiendo lo que dice, padre —respondió Orestes con un tono que denotaba cierta confusión—, pero no puedo evitar preguntarme cómo un poema como *La leyenda patria* se relaciona con mis estudios futuros, con mi vida. Siempre he estado más interesado por cómo las cosas funcionan y cómo se pueden mejorar. No veo en qué puede ayudarme conocer estos versos.

El padre Eloy asintió lentamente, reconociendo la sinceridad de la inquietud de Tito, y con una sonrisa comprensiva le respondió:

—La técnica, al igual que la ciencia, son campos apasionantes y muy importantes, y sin duda necesitarás ese entusiasmo y esa curiosidad para avanzar en tu carrera. Sin embargo, lo que estás aprendiendo ahora tiene un valor que va más allá de las herramientas y procedimientos. La literatura, y especialmente la poesía, te enseña sobre la condición humana, sobre los sentimientos, los valores y la historia de tu país. Esas lecciones enriquecen tu comprensión del mundo y te ayudan a conectarte con otros en un nivel más profundo.

El muchacho lo miró con interés, aunque aún no estaba completamente convencido. El cura continuó:

—La capacidad de empatizar con las personas, de entender sus historias y sus penurias puede marcar una gran diferencia en tu vida profesional, cualquiera sea la profesión que sigas. Aprender sobre el espíritu de lucha y el sacrificio descrito en estos versos puede inspirarte a enfrentar tus propios desafíos con más fortaleza y dedicación.

Orestes consideró las palabras del sacerdote y, en el transcurso de aquella clase, comenzó a sentir que poco a poco el poema se le hacía más liviano. Aunque su mente seguía anhelando un chapuzón en el arroyo, empezó a descubrir nuevas conexiones entre las cosas.

El sonido de la risa y el agua corriente en su imaginación contrastaba con el ambiente tranquilo y solemne del lugar. Sabía que el tiempo para disfrutar con sus amigos pronto sería suyo nuevamente.

El padre Eloy vio el alivio en la expresión del joven y aceleró el repaso para permitirle una salida anticipada.

Llegada la hora del examen, Tito expuso ante el tribunal todo lo aprendido en los tórridos días de enero. En aquellas interminables horas había logrado entender y memorizar no solo los versos de Zorrilla de San Martín, sino los principales cantos de la *Divina comedia*. Y en la mitad del viaje de su propia vida no entró a ninguna selva oscura, como Dante, sino que decidió entregar su vida a la investigación para curar, a través de la medicina, a muchas personas de sus males del corazón.

Electrodos

Orestes estaba en su ambiente en Nueva Palmira, pero aquel día se encontraba en medio de una tarea que revelaba su fascinación por la tecnología y su compromiso con una investigación crucial.

En una sala sencilla del pequeño hospital local, el fresco aroma a papel nuevo de los registros médicos se mezclaba con el murmullo ocasional de la gente que entraba y salía.

Tito Fiandra, con el cabello desordenado y expresión concentrada, estaba ajustando el electrocardiógrafo. Era una máquina metálica de bordes rectos, con cables que se conectaban a electrodos y ventosas de goma.

La electrónica estaba desempeñando un papel cada vez más importante en el campo de la medicina, mejorando el diagnóstico y el tratamiento de enfermedades y sentando las bases para futuros avances en la atención médica.

Los electrocardiógrafos eran dispositivos relativamente primitivos, equipos grandes y pesados que solían ubicarse en hospitales o laboratorios médicos. Sin embargo, su funcionamiento en esa época era similar al de los modelos actuales: utilizaban electrodos que se colocaban en el cuerpo del paciente para captar la actividad eléctrica del corazón y registrarla en un papel.

Las señales eléctricas se transmitían a través de cables a un galvanómetro, un dispositivo que las convertía en movimientos mecánicos. Estos se registraban en un tambor giratorio que estaba cubierto con papel sensible al calor. A medida que el tambor giraba, quedaba en el papel un trazo que representaba la actividad eléctrica del corazón. Los médicos luego lo interpretaban para evaluar la salud cardiovascular del paciente y diagnosticar trastornos.

Aquellos primeros electrocardiógrafos fueron fundamentales para los avances iniciales en el diagnóstico y el tratamiento de enfermedades cardíacas, y sentaron las bases para el desarrollo de tecnologías más avanzadas en el campo de la cardiología.

El electrocardiógrafo era un instrumento esencial para la investigación estadística sobre la enfermedad de Chagas, cuya incidencia y características epidemiológicas en Uruguay se encontraba estudiando el profesor Rodolfo Tálice en el Instituto de Higiene de Montevideo.

—¡Bueno, Orestes, parece que todo está listo para comenzar! —exclamó el doctor Medulio Pérez Fontana, director del Hospital de Nueva Palmira. El profesor

Tálice le había pedido a su colega que llevara a cabo una encuesta sobre la enfermedad de Chagas en esa localidad, por entonces azotada por una epidemia de fiebre tifoidea.

Pérez Fontana, tío de Tito Fiandra, estaba sobrecargado de trabajo, que consistía en detectar y operar las perforaciones intestinales causadas por la fiebre tifoidea. Para no ser descortés con Tálice y cumplir con su pedido, le pidió colaboración a Tito, quien encuestó a los pobladores de los suburbios de Nueva Palmira.

Su labor implicaba realizar un breve estudio sobre la salud de las familias, buscando cualquier indicio de inflamación en los párpados, un signo temprano de la enfermedad de Chagas. También tenía la responsabilidad de exponer a los habitantes a insectos, específicamente a aquellos criados en condiciones controladas dentro de las instalaciones del Instituto de Higiene, un método conocido como *diagnóstico con vectores*. Estos insectos se mantenían sin alimento en una caja de cartón con una cubierta de tela que luego se colocaba sobre el antebrazo del voluntario, para que los insectos hambrientos pudieran alimentarse de su sangre.

Durante este proceso, Tito les tomaba una pequeña muestra de sangre de un dedo y la depositaba en un recipiente especial para analizarla en busca del parásito que causa la enfermedad. Finalmente, examinaba el corazón con un dispositivo especializado que registraba solo tres derivaciones eléctricas. Todos los equipos y materiales, incluido el dispositivo de registro cardíaco, eran suministrados por el Instituto de Higiene.

Pérez Fontana confiaba plenamente en que su sobrino iba a cumplir muy bien la pesquisa que había pedido el doctor Tálice. Aun así, él mismo supervisó los primeros electrocardiogramas hechos por Tito.

—¡Sí, doctor! —le respondió a su tío—. Solo necesito asegurarme de que los electrodos estén bien colocados.

El médico lo observaba con curiosidad.

—¿No se te hace difícil manejar todo esto solo, Tito?

—No es tan complicado una vez que te acostumbrás —respondió el sobrino con una sonrisa—. De hecho, me entusiasma. La tecnología siempre me ha fascinado. Además, este estudio sobre la enfermedad de Chagas es importante.

Don Luis, un vecino de los suburbios que había aceptado colaborar con la investigación a pesar de sus temores, entró en la sala con una expresión de incertidumbre.

—¿Es cierto que solo es necesario que me pongan unas ventosas y ya está? —se aseguró luego de saludar y acomodarse en la camilla.

—Así es, don Luis —respondió Tito mientras ajustaba las ventosas en el pecho del hombre—. Solo relájese y no se mueva mucho. Lo que estamos haciendo es registrar cómo se comporta su corazón en un estado de reposo.

Don Luis asintió y se acomodó en la camilla, mirando al joven con una mezcla de respeto y curiosidad.

—No entiendo mucho de estas cosas, pero mi señora dice que esto es importante para la salud del pueblo.

—Exactamente —respondió Orestes—. Estamos recopilando datos para ver si podemos identificar patrones o anomalías en la población. Esto nos ayudará a conocer mejor la enfermedad y a desarrollar mejores tratamientos.

Pérez Fontana se acercó a Tito con una expresión reflexiva.

—¿Cómo te resulta trabajar en un lugar como este?

El joven levantó la vista de la máquina con una sonrisa.

—Es una experiencia interesante. Aunque Nueva Palmira es pequeña comparada con la capital, el trabajo es importante. La gente del pueblo ha sido muy cooperativa y amable. Es un buen lugar para aprender cosas.

El electrocardiógrafo, con sus zumbidos y clics característicos, comenzó a registrar las ondas del corazón de don Luis. Tito Fiandra miraba los resultados con atención y ajustaba las perillas del dispositivo para asegurarse de que los trazados fueran precisos. Luego se inclinó sobre el electrocardiógrafo para observar el ritmo constante y sincrónico de los latidos.

Cada onda trazada en el papel térmico le llamaba la atención; era un testimonio mudo del funcionamiento interno del cuerpo humano. El joven no podía evitar sentir una profunda admiración por el corazón, ese órgano que, con su incesante palpitar, mantenía el flujo de la vida.

El latido regular y firme de don Luis le inspiraba un sentido de orden y estabilidad. Orestes pensó en cómo el ritmo del corazón podía variar según las circunstancias: en reposo, en movimiento, en enfermedad... Cada variación en la frecuencia era un reflejo de la interacción compleja entre el cuerpo y sus emociones, un recordatorio constante de la fragilidad y la fortaleza del ser humano. Ese conocimiento, aún incipiente en su joven mente, comenzaba a darle una perspectiva más profunda sobre la vida y a despertarle curiosidad por la medicina.

Mientras don Luis se incorporaba con calma, Tito se preguntaba cómo ese simple ritmo podía decir tanto sobre la salud y el estado general del hombre.

En aquel momento, el joven estaba inmerso en una reflexión que trascendía lo técnico. Sentía que los latidos del corazón, más que meras pulsaciones, eran un pulso vital que unía a todas las personas en su compartida humanidad. Cada registro que obtenía, cada línea en el papel representaba una conexión entre el pasado, el presente y el futuro de quienes confiaban en él para colaborar con el pueblo, sin que tuvieran idea de para qué servía concretamente todo aquello.

—¿Cómo se siente? —preguntó.

—Como si estuviera en la peluquería —respondió don Luis con una risa nerviosa—. No siento nada raro, joven. Solo espero que todo esté bien y que mi presencia haya resultado útil.

—Todo está perfecto, don Luis. Gracias —le aseguró Fiandra mientras revisaba las primeras impresiones del papel térmico que mostraban los resultados del electrocardiograma—. Su corazón parece estar funcionando normalmente.

El director del hospital se acercó a observar los resultados.

—Veo que sos cuidadoso con el manejo de la máquina. Es bueno ver a alguien tan joven con tanta dedicación. Especialmente si es mi sobrino.

—Gracias, tío. Digo, doctor —dijo Tito con humildad y picardía—. Solo trato de hacer lo mejor posible.

La sesión continuó con más personas, cada una contribuyendo a la creciente base de datos que Orestes *Tito* Fiandra estaba ayudando a construir. Cada electrocardiograma registrado ayudaría al profesor Tálice a terminar de comprender la incidencia del mal de Chagas en el país.

Al final del día, mientras el sol comenzaba a ocultarse en la ribera occidental del río Uruguay, Tito se sentó con Pérez Fontana en la pequeña oficina del hospital. Las luces de la sala parpadeaban suavemente mientras ellos revisaban las últimas lecturas.

—¿Cómo ves todo esto? —preguntó el jerarca.

—Es un trabajo largo, pero gratificante —respondió Orestes.

El médico asintió con una sonrisa.

—Tu dedicación es admirable. Estoy seguro de que tu esfuerzo será valioso para el estudio del profesor y para mejorar la salud de los habitantes de esta región.

Tito Fiandra miró el atardecer a través de la ventana, pensando en el camino que tenía por delante: la elección de una carrera universitaria y, más que eso, aquello a lo que mañana dedicaría su vida. El trabajo que realizaba en Nueva Palmira no solo era una prueba de su vocación por la tecnología, sino también un paso significativo en su camino hacia convertirse en un médico comprometido con el bienestar de las personas.

El precio del progreso

La década de 1930 fue un período crucial en la historia de la tecnología médica, un momento en el que la electricidad y la electrónica empezaron a integrarse de manera más significativa en el diagnóstico y el tratamiento de enfermedades.

Los avances en estas áreas estaban transformando las herramientas disponibles para los médicos, permitiendo un enfoque más preciso y eficaz en la detección de patologías, especialmente del corazón. La revolución tecnológica en curso prometía mejorar radicalmente la capacidad de los médicos para comprender y tratar una variedad de trastornos.

En una de las oficinas menos iluminadas de la Universidad de Jena y a sus 57 años, Hans Berger recordaba los numerosos altibajos de su carrera y cómo, a pesar de eso, su pasión por entender el cerebro humano lo mantenía tan decidido como siempre. Su mesa, cubierta con cables enredados y antiguos galvanómetros, estaba presidida por un complejo sistema de electrodos y equipos de grabación.

—¡Hans, tienes que dejar de torturarte con esos aparatos! —exclamó su asistente, Klaus Reisch, mientras entraba en la sala con una expresión de preocupación. Klaus, un físico joven y paciente, había estado trabajando con Berger durante años—. ¿No ves que todo esto no está funcionando como esperabas? ¿No sería mejor que te centraras en algo más prometedor?

Berger le respondió con una mirada de determinación inquebrantable, levantando la vista de su equipo.

—Klaus, ¿qué es lo que no comprendes? La búsqueda del conocimiento requiere perseverancia. Cada fracaso es solo un paso más hacia el éxito. A veces necesitamos ir más allá de lo evidente para descubrir lo verdaderamente nuevo.

Poco después, mientras Berger ajustaba con meticulosa precisión los electrodos en la cabeza de un paciente voluntario, Klaus observaba con una mezcla de respeto y escepticismo. El objetivo de Berger era claro: quería demostrar que la actividad eléctrica en el cerebro podría ser medida y, en última instancia, correlacionada con fenómenos psíquicos.

Un día particularmente frío de enero de 1924, mientras el viento sacudía las ventanas del laboratorio, Berger capturó una señal inesperada. Las ondas suaves y regulares que aparecían en el papel milimetrado del galvanómetro danzaban con un ritmo inusual. Era un patrón distinto, una especie de firma eléctrica que parecía encerrar secretos ocultos.

—¡Klaus, ven aquí! —gritó Berger, su voz cargada de emoción—. Creo que hemos conseguido algo. Mira esto; las ondas que estamos registrando... son diferentes de cualquier cosa que hayamos visto antes. Podrían ser la clave para entender la actividad cerebral.

Klaus se acercó rápidamente y examinó los resultados.

—¿Esto es lo que esperabas, Hans? ¿Realmente es significativo?

Berger asintió. A pesar del cansancio, sus ojos brillaban con esperanza.

—Sí, es significativo. Es un patrón que no hemos visto antes. Es como si estuviéramos escuchando las «ondas del pensamiento». Estas fluctuaciones podrían ser el reflejo de la actividad neuronal, una ventana a los procesos mentales internos.

Aquel descubrimiento inicial marcó el nacimiento de la electroencefalografía. La capacidad de medir la actividad eléctrica del cerebro era un avance revolucionario que prometía transformar el diagnóstico y la comprensión de los trastornos neurológicos. Sin embargo, el reconocimiento internacional no llegó de inmediato. Fue solo gracias a los trabajos de Adrian y Matthews, quienes en 1934 llamaron la atención sobre su investigación, que Berger comenzó a recibir el crédito merecido por su contribución pionera.

A pesar de sus logros, la vida de Berger fue difícil. Con la llegada del régimen nazi en Alemania, sus investigaciones y su carrera se vieron amenazadas. La presión política y el deterioro de su entorno académico afectaron profundamente su estado de ánimo.

Una tarde de primavera de 1941, Berger se reunió con Klaus en su despacho, un espacio que ahora parecía aún más sombrío y desolado.

—Creo que mis días en la universidad están contados —dijo Berger con tono grave—. La situación política ha empeorado y mi trabajo ya no es bien recibido. El futuro no parece prometedor.

Klaus, con una tristeza que se notaba en la voz, trató de consolar a su mentor.

—Hans, no te preocupes. Lo que has logrado es monumental. La ciencia siempre te recordará por tus aportaciones. No dejes que las circunstancias actuales empañen tu legado.

Pese a los intentos de Klaus por animarlo, Hans Berger estaba consumido por la desesperanza. El 1.º de junio de 1941 puso fin a su vida. Fue una pérdida profunda para la comunidad científica y un recordatorio sombrío de los desafíos que enfrentaron muchos investigadores en épocas de turbulencia.

El trabajo de Hans Berger no solo cimentó el desarrollo de la electroencefalografía, sino que también iluminó el camino para futuras generaciones de neurólogos y psiquiatras. Su persistencia en buscar respuestas y su capacidad para ver más allá de los límites del conocimiento científico permitieron avances cruciales en la comprensión del cerebro.

Con las ondas cerebrales, Berger dejó un legado que continuaría influyendo en la medicina y la neurología, demostrando que, incluso en las circunstancias más adversas, la búsqueda de la verdad y el entendimiento es una fuerza imparable.

Gracias, profesor Tálice

En aquellos días de comienzos de marzo, el aire de Montevideo estaba cargado con el calor húmedo del Río de la Plata y generaba un ambiente denso, pesado. A contramarcha del clima, Orestes Fiandra hacía gala de su entusiasmo y vitalidad.

Con menos de veinte años, su espíritu era tan inquieto como el viento que en primavera corría por las calles y avenidas arboladas. No era habitual que alguien de su edad se viera en la posición que él ocupaba entonces, cuando llevaba en sus manos los resultados de cientos de electrocardiogramas, material que podría definir el curso de la vida de quienes contrajeran la enfermedad de Chagas, así como definiría el de su propia vida.

Era un día común, un día de cielo encapotado en el que se sentía la calma que antecede a la tormenta. Vestido con un traje un poco grande que sus padres, no obstante, consideraban adecuado para la ocasión, el muchacho caminaba con paso decidido hacia el Instituto de Higiene, donde se encontraría con el eminente médico

Rodolfo Tálice. Conocido por su autoridad en epidemiología, Tálice, aún joven, era un puente entre la ciencia y la medicina práctica.

Al entrar en el lugar, Orestes sintió el característico olor a desinfectante, un aroma casi imperceptible que asoció con la lucha constante de la humanidad por derrotar las enfermedades. En los largos corredores, sus zapatos resonaban sobre el suelo de baldosas mientras cargaba la caja de cartón con los electrocardiogramas que había tomado durante la encuesta sobre la enfermedad de Chagas.

Finalmente llegó a la puerta del despacho del profesor. Dobló ligeramente las rodillas y apoyó la caja en el suelo mientras se alisaba el saco, intentando domar el leve temblor de sus manos. Respiró hondo y golpeó.

—Adelante —se oyó la voz resonante de Tálice.

Orestes empujó la puerta y se encontró frente a un hombre que se erguía detrás de un escritorio abarrotado de papeles, frascos y libros, como si cada objeto tuviera un lugar preciso en el caos organizado de su mente. El doctor Tálice lo miró con ojos atentos, que parecían evaluar no solo al muchacho frente a él, sino también lo que llevaba consigo.

—Buenos días, profesor —dijo Orestes con una voz que intentaba sonar más firme de lo que realmente se sentía—. Aquí están los resultados de los electrocardiogramas que tomamos en Nueva Palmira con el doctor Pérez Fontana durante la encuesta.

—Ah, sí, claro —respondió Tálice mientras señalaba un espacio vacío sobre el escritorio—. Dejalos ahí. ¿Cómo está mi querido colega?

—Muy bien. Le manda saludos. Yo soy el sobrino.

Orestes colocó la caja con cuidado, notando cómo el silencio de la habitación parecía acentuar cada uno de sus movimientos. Tálice se reclinó en la silla, sus dedos entrelazados formando una pirámide bajo la barbilla.

—Entonces, joven Fiandra, ¿qué te pareció la tarea? —preguntó Tálice con un tono que mezclaba curiosidad con algo de prueba.

—Fue… interesante, profesor. Nunca había trabajado con aparatos de este tipo. Es sorprendente lo que permiten descubrir sobre el corazón.

Tálice lo observó por un momento antes de volver a hablar. Miraba el rostro de Orestes como si tratara de penetrar en sus pensamientos.

—Tenemos un pequeño problema —dijo Tálice con un tono casual que no encajaba del todo con el peso de sus palabras—. Aquí no hay quien interprete todos estos electrocardiogramas. ¿Podrías encargarte tú, ya que te gusta la electrónica?

Orestes sintió un repentino vacío en el estómago. ¿Interpretar los electrocardiogramas? Sabía manejar los aparatos, pero interpretar los resultados era algo completamente diferente. Sin embargo, el desafío brilló ante él como una oportunidad inesperada, una puerta entreabierta que podría conducir a algo más grande de lo que jamás había imaginado.

—Profesor, yo pensaba estudiar ingeniería —respondió Orestes con voz titubeante pero sincera—. No sé si estoy preparado para interpretar estos resultados.

Tálice esbozó una leve sonrisa, que parecía mezclar el conocimiento acumulado de años con un atisbo de nostalgia.

—Mirá, Fiandra, creo que esto te va a gustar. No es tan distinto de la ingeniería. Solo tendrás que ir un poco al servicio del Hospital Maciel para ver cómo se interpretan. Al fin y al cabo, se trata de comprender cómo funciona un sistema, ¿no? —dijo Tálice con tono suave pero persuasivo, como si le estuviera revelando un secreto.

Orestes se quedó callado por un momento, dejando que las palabras del investigador calaran en él. Era cierto: su fascinación por la electrónica estaba basada en entender sistemas complejos, en desentrañar cómo funcionaban las cosas. ¿Por qué no podría aplicar ese mismo enfoque al corazón humano?

—Bueno..., está bien. Lo intentaré, profesor —dijo finalmente Orestes con una mezcla de duda y determinación.

—Así me gusta —respondió Tálice, inclinándose hacia adelante—. Y te diré algo más: este trabajo puede que te lleve por un camino que ni siquiera has considerado todavía. A veces las mejores decisiones son las que tomamos sin darnos cuenta.

Orestes asintió, aunque no estaba del todo seguro de lo que significaban esas palabras. Lo que sí sabía era que acababa de aceptar un reto. Con un último apretón de manos, salió del despacho. La caja de electrocardiogramas ya no era un simple conjunto de datos, sino una llave hacia un futuro que apenas comenzaba a vislumbrar.

Mientras caminaba de regreso por los pasillos del Instituto, notó que su paso era más firme, más decidido. Algo en aquella conversación, en la mirada penetrante de Tálice, le había hecho sentir que estaba exactamente donde debía. Quizás, pensó, era el primer paso hacia algo grande.

Los beneficios médicos de la guerra

Mientras avanzaba en sus estudios de Medicina, Orestes *Tito* Fiandra percibía que aquellos años, convulsionados e inciertos, no eran una época cualquiera. A sus veintipocos años, entre las aulas de la Facultad y las húmedas habitaciones del Hospital Maciel, se sentía un testigo privilegiado de una era de grandes avances y transformaciones.

En el umbral entre la destrucción y la modernidad, la Segunda Guerra Mundial había inducido cambios revolucionarios en la medicina que serían de gran influencia en los jóvenes profesionales y tendrían un impacto enorme sobre la población mundial.

Las noches en Montevideo estaba cargadas del eco distante de las batallas que sacudían Europa. Tito caminaba con frecuencia por las estrechas calles de la Ciudad Vieja, absorbido por la tensión de un conflicto que desafiaba la estabilidad del mundo entero. En las aulas de la Facultad de Medicina, los libros y los manuales se convertían en refugios de conocimiento y esperanza, y con el tiempo reflejarían los avances, innovaciones y descubrimientos que la guerra había acelerado.

La disponibilidad de la penicilina, producto del impulso bélico, fue una de las revoluciones de más impacto en la práctica médica. Orestes aprendía con entusiasmo sobre el papel crucial de los antibióticos en el tratamiento de infecciones, un avance que había salvado incontables vidas en los campos de batalla y prometía cambiar radicalmente la medicina de posguerra. «No es solo un medicamento, es una revolución», le oyó decir a un profesor.

La guerra también impulsó avances en la radiología y el diagnóstico por imágenes. En el Hospital Maciel, las máquinas de rayos X se habían convertido en herramientas imprescindibles para el diagnóstico de lesiones complejas.

La necesidad de evaluar rápidamente a los soldados heridos había llevado a mejoras significativas de estas herramientas. Tito y sus compañeros de estudio pasaban horas en el laboratorio, familiarizándose con los nuevos equipos y técnicas. El descubrimiento de la fluoroscopia y los avances en las máquinas de rayos X les permitían ver el interior del cuerpo humano con una claridad desconocida hasta entonces, lo que facilitaba el diagnóstico más preciso y, en consecuencia, el tratamiento más efectivo.

Sin embargo, no todos los cambios fueron inmediatos. El proceso de producción y purificación de la insulina, por ejemplo, había sido un desafío continuo, exacerbado por las dificultades económicas de la guerra.

La anestesiología también se benefició de las innovaciones de la guerra. Muchas mejoras en los anestésicos generales y técnicas de administración habían surgido de la necesidad de practicar cirugías de emergencia de manera más segura y efectiva. Esas innovaciones hacían posible realizar procedimientos quirúrgicos complejos con una mayor tasa de éxito, un testimonio de la adaptabilidad de la medicina en tiempos de crisis.

La investigación y la distribución de vacunas también avanzaron durante ese período. Tito estaba al tanto de cómo la guerra había acelerado su desarrollo. La necesidad de controlar epidemias en campamentos militares y poblaciones desplazadas había demostrado su importancia. Años más tarde, la vacuna contra la poliomielitis se convertiría en una herramienta crucial para la salud pública.

Los estudiantes de Medicina comprendían que la inversión en investigación durante la guerra estaba, paradójicamente, dando frutos que salvarían y prolongarían la vida humana.

La vocación de Tito Fiandra por la tecnología médica había sido una fuerza impulsora en su vida. A pesar de su profundo interés en la ingeniería, finalmente había elegido estudiar medicina y recordaba con claridad sus primeros días de trabajo en un laboratorio, cuando hacía electrocardiogramas para la investigación del doctor Tálice.

Mientras absorbía aquellos desarrollos, observaba cómo la guerra había promovido una colaboración internacional sin precedentes en la ciencia y la técnica, en la investigación y el intercambio de conocimientos, lo que impulsaba el progreso continuo en la formación de los profesionales, así como en el cuidado de la salud. Con su idealismo y compromiso, Orestes veía en aquellos avances no solo un cambio en la práctica médica, sino una señal de esperanza en un mundo que lentamente dejaba atrás la sombra del conflicto.

En las aulas y los pasillos, Tito y sus colegas discutían los avances con un fervor renovado, conscientes de que estaban al borde de una nueva era en la medicina.

Un joven y ansioso estudiante

El edificio de la Facultad de Medicina, concluido en 1911, se alzaba en Montevideo como un símbolo de la ambición y el ingenio de un país joven, ansioso por dejar su marca en el mundo. La estructura, con sus cuatro torreones coronados que brillaba bajo la luz del sol, parecía custodiar un tesoro de conocimiento que pocos podían comprender en su totalidad.

De estilo neoclásico, la construcción encajaba perfectamente en un entorno de edificaciones monumentales como la Estación Central General Artigas, el Mercado Agrícola y el Palacio Legislativo. Montevideo albergaba en su corazón una institución que se enorgullecía de ser la mejor escuela de medicina de América Latina.

El profesor Mario Cassinoni, un hombre de mente vasta y penetrante, se detenía cada mañana frente a la imponente fachada. Aunque había visto esas mismas torres durante años, no podía evitar sentir una punzada de orgullo. La Facultad, con la torre central que por entonces coronaba la estructura, representaba la permanencia en un mundo en constante cambio.

Profesor titular de Física Médica, aquel hombre destinado a cumplir una tarea transformadora en la Universidad de la República recordaba sus primeros días en la Facultad. Cassinoni había sido un joven con el fervor y la determinación de alguien que veía la medicina no solo como una ciencia, sino como un arte. Muchos años más tarde, con una vasta experiencia y una visión estratégica, veía la Facultad como una combinación de excelencia académica y circunstancias favorables: una economía próspera, un presupuesto equilibrado y un índice docente que permitía atraer a los mejores. Para él, estos factores eran fundamentales, pero también lo era el espíritu de orgullo y rigor que permeaba la institución.

«El Hospital de Clínicas parece todavía una meta lejana», murmuró Cassinoni para sí mismo, recordando las interminables sesiones del Consejo. La piedra fundamental se había colocado en 1930, pero la construcción avanzaba con la lentitud de una promesa que nunca termina de cumplirse. La autonomía universitaria y el cese obligatorio por edad a los 65 años eran temas de debate constante, y Cassinoni sabía que su tiempo en la Facultad también tenía un límite. Pero aún tenía mucho por hacer.

Un día, después de una clase sobre principios de radiología y física aplicada a la medicina, Cassinoni se encontró con el joven Orestes Fiandra en el pasillo principal, bajo la luz tenue que se filtraba a través de los vitrales. Fiandra, un estudiante destacado cuyo entusiasmo Cassinoni reconocía de inmediato, lo abordó con una mezcla de respeto y urgencia.

—Buenos días, profesor. He estado leyendo sobre las últimas investigaciones en Europa. La manera en que están aplicando la física a la medicina es revolucionaria. Con más recursos y apoyo, aquí podríamos hacer algo similar.

Cassinoni lo miró con una mezcla de comprensión y advertencia.

—Estimado, la innovación es esencial, pero no olvide que la Facultad ha perdurado 75 años gracias no solo a su excelencia, sino a su integridad. No se trata de seguir las últimas tendencias; debemos asegurarnos de que cada avance esté basado en principios sólidos y un compromiso con la educación de calidad.

Cassinoni pudo percibir la impaciencia en la mirada de Orestes. Era el mismo impulso que él había experimentado muchos años atrás, un impulso que aún ardía dentro de él, aunque ahora estaba temperado por la experiencia y las realidades de la administración académica.

Aquella tarde, mientras el sol comenzaba a descender detrás del edificio proyectando largas sombras sobre el patio, Cassinoni reflexionó sobre el futuro de la Facultad. Sabía que Fiandra y otros jóvenes eran el futuro y que pronto serían ellos quienes llevarían la antorcha de la educación y la innovación en medicina.

Un hijo de inmigrantes asturianos

—¿Hasta cuándo vas a plantar pinos, papá? —preguntó Roberto, con la voz entrecortada por el calor y el cansancio.

Sin detenerse, el padre echó una mirada rápida al niño y luego a los pequeños árboles.

—Hasta que estos campos sean lo que deben ser, Roberto. Hasta que esta tierra deje de ser un desierto.

Roberto no entendía bien las palabras de su padre. Para él, el campo era simplemente un lugar de trabajo duro sin mucho que ofrecer, más allá del esfuerzo interminable.

—Pero... ¿por qué no podemos quedarnos en la tienda? A mí me gusta ayudar allí. No entiendo por qué tenemos que venir siempre aquí.

El padre se detuvo por un momento, apoyándose en la pala.

—La tienda es importante, claro. Pero esta tierra... es nuestro futuro. Un día, cuando todo esto sea campo verde y lleno de vida, te darás cuenta de que valió la pena. No es solo por nosotros, es por los que vienen después.

Roberto miró los pinos, confundido.

—¿Y si no quiero trabajar en el campo? A mí me gusta más estudiar. Quizás... irme a Montevideo, como los demás.

El padre sonrió con tristeza.

—No todos estamos hechos para lo mismo, hijo. Si tu camino está en otro lado, así debe ser. Pero quiero que entiendas algo: lo que hacemos aquí lo hacemos con amor y sacrificio. Es un trabajo que pocos ven, pero que cambia todo.

Roberto Rubio recordaría siempre aquella tarde en la que, con apenas 10 años, su padre lo llevó a recorrer los arenales que años después se convertirían en campos fértiles. Bajo un cielo plomizo, ambos caminaban en silencio, el viento arrastrando partículas de arena que se colaban en su ropa y en sus pensamientos.

Había nacido el 9 de febrero de 1917 en Castillos, aquel rincón remoto donde el cielo y los arenales parecían infinitos. Su padre, un asturiano que había dejado España a los 12 años, llegó a estas tierras tras una odisea que lo llevó primero a Cuba. Tras vivir allí cuatro años, decidió probar suerte en el sur.

Al llegar a Castillos, el padre encontró a sus hermanos ya establecidos con un comercio próspero: Rubio Hnos. El mayor, Ángel, le cedió la tienda y la casa antes de partir a Lascano, donde intentó levantar otro negocio, que terminaría ardiendo en un incendio y dejándolo sin nada, y luego a Maldonado.

El padre de Roberto se quedó en Castillos, donde encontró a su compañera de vida, una mujer de apellido Rubio, igual que él, hija de un español y una criolla con algo de sangre guaraní. Su amor por esta tierra y su tenacidad la caracterizaban. Pronto la familia comenzó a transformar aquellos terrenos inhóspitos en campos productivos.

Con una determinación casi obstinada, el padre decidió cambiar el destino de aquellas tierras. Dejaba el comercio a las diez y media de la mañana, se ponía su boina y se dirigía al campo, donde plantaba pinos en pequeñas macetas. Cuando los arbolitos alcanzaban los treinta centímetros, los trasplantaba en la arena, protegiéndolos de los animales. Poco a poco, los pinos comenzaron a contener la arena, domando el terreno hasta convertirlo en campo fértil.

Roberto creció observando aquel trabajo arduo, pero, a diferencia de su padre y su hermano menor, nunca se sintió atraído por la vida en el campo.

Cosas del corazón

En setiembre de 1945, Montevideo era una ciudad atrapada entre la esperanza del fin de la guerra y la incertidumbre sobre el mundo que la sobreviviría. La luz del sol, que ya comenzaba a ofrecer la tibieza inminente de la primavera, iluminaba a través de las ventanas del Hospital Maciel, donde la actividad diaria, con sus movimientos y sus sonidos, encontraba a cada médico y cada practicante ocupándose de sus tareas. Aquella mañana, el joven practicante Orestes Fiandra, bajo la tutela del profesor Carlos Stajano, cruzaba el umbral de la sala en la misma rutina meticulosa de cada día, sin saber que sería uno muy especial.

El pasillo que conducía al vestuario, un lugar frecuentado más por el personal que por los pacientes, sería el escenario de una gran transformación. Allí, en un rincón poco común, una joven estaba inmersa en su labor. La máquina de escribir, vieja y desgastada, era el centro de su atención. Élida De León, con su cabello castaño ensortijado y su figura esbelta, tecleaba con una precisión casi artística. Sus movimientos eran medidos y suaves, como si el mundo se hubiera reducido al concierto mecánico de sus dedos sobre las teclas.

Para Fiandra, aquel rincón del hospital se convirtió en un oasis de calma en medio del bullicio. Al principio la observó desde la distancia, cautivado por la serenidad con que ella trabajaba. Sin embargo, pronto se dio cuenta de que la máquina tenía problemas frecuentes. La oportunidad se presentó cuando Élida, frustrada, intentó arreglarla sin éxito.

—Parece que la máquina tiene un problema —dijo Fiandra, acercándose con la habilidad natural que siempre había tenido para reparar cosas.

Ella, sorprendida por la intervención, lo miró con una mezcla de alivio y desconfianza.

—Sí, he intentado solucionarlo varias veces, pero sigue fallando justo cuando más la necesito —respondió con un dejo de desesperación en la voz.

Fiandra se arrodilló frente a la máquina y comenzó a trabajar con la familiaridad de alguien que ha pasado muchas horas en su taller. Mientras sus manos se movían con destreza, la conversación entre ellos fluyó con la naturalidad de dos personas que se entendían.

—Me llamo Orestes, ¿y usted? —preguntó él sin apartar la vista de su trabajo.

—María Élida —respondió ella, sonriendo tímidamente—. Soy nueva aquí y, aunque este trabajo no es el más interesante, disfruto ayudando a que las historias clínicas de los pacientes estén en orden.

Tito descubrió que María Élida había llegado al hospital en busca de una oportunidad y, pese a todo, encontraba satisfacción en la labor que realizaba. El ritmo de la rutina hospitalaria parecía calmarse en su presencia, y Tito comenzó a esperarla con ansias cada mañana.

Los días se convirtieron en semanas y la relación entre Orestes y María Élida se profundizó. En la sala de descanso del hospital, entre café y conversaciones sobre el futuro, él se aventuró a preguntar:

—¿Qué la llevó a trabajar aquí, Élida? No es común encontrar a alguien tan dedicado a una tarea tan... meticulosa.

Con un leve rubor, ella respondió:

—Mis padres me enseñaron que la verdadera satisfacción viene de servir a los demás. Este trabajo me permite estar en contacto con gente increíble, aunque sea de una forma tan indirecta. Además, me da la oportunidad de conocer a personas como usted.

El vínculo entre ellos se fortaleció con cada conversación. Compartían sueños y esperanzas, y poco a poco la amistad se transformó en romance.

El 17 de enero de 1946 formalizaron su noviazgo y recién entonces se concedieron el tuteo. Carlos Stajano, el profesor y mentor de Fiandra, felicitó a los novios con una actitud que bordeaba lo paternal. El apoyo del profesor era un signo claro de la aceptación de su relación.

—Ustedes han encontrado algo especial en medio de la rutina y la tensión del trabajo. Les deseo lo mejor en este nuevo capítulo de su vida —les dijo Stajano con una sonrisa.

La pareja pronto comenzó a hacer planes, pero no todos estaban contentos con la decisión. La madre de Fiandra desaprobó el matrimonio. Durante los casi siete años de noviazgo, ignoró a María Élida. Doña Teresa era conocida por su carácter difícil y su reserva. Con el tiempo y la proximidad de su propia vejez, comenzó a apreciar a su nuera.

Manos hechas para sanar

—Entonces, ¿qué pensás hacer? —preguntó la madre, rompiendo el silencio con esa mezcla de suavidad y firmeza que solo ella sabía manejar.

El joven levantó la vista, sorprendido por la pregunta. Estaba sentado en la vieja silla de mimbre, mirando hacia los campos de Rocha que su padre y su tío habían trabajado durante años. Había pensado en esa misma pregunta durante semanas, pero escucharla en voz alta le daba un peso diferente.

—No lo sé —respondió, casi en un susurro—. No sé si quiero quedarme aquí, mamá.

Blanca lo miró con ojos que habían visto mucho más de lo que su hijo suponía. Sabía que, aunque había crecido en esos campos, Roberto nunca había sentido que le pertenecían. Lo había visto desde niño evitando el trabajo en la tierra mientras se perdía en libros y pensamientos que parecían llevarlo muy lejos de Castillos.

—No tenés que quedarte si no es lo que querés —dijo, sentándose a su lado. El joven oyó el crujido de la madera bajo el peso de su madre y esa simple acción le evocó un recuerdo fugaz de su niñez.

—Pero papá... —empezó a decir y se detuvo, incapaz de continuar.

—Tu padre lo entenderá. Le duele, pero lo entenderá.

Blanca fijó su mirada en la línea del horizonte, donde los pinos comenzaban a notarse, firmes como soldados en fila, testigos silenciosos de generaciones de esfuerzo.

El joven desvió la vista hacia los mismos pinos y recordó las jornadas de plantación junto a su padre y su tío, quienes alentaban la esperanza de que con el tiempo contuvieran las arenas que invadían todo.

Blanca lo miró sonriente, pero no dijo nada. Sabía que en ese momento su hijo estaba tomando una decisión que cambiaría su vida, aunque él aún no lo supiera.

—Nunca te lo dije, pero siempre supe que este no era tu lugar —dijo ella finalmente, su voz fue apenas un murmullo—. Desde que eras un niño has sido diferente. La tierra no es para todos.

El silencio se instaló entre ellos, cargado de emociones no expresadas. El joven dejó que las palabras de la madre resonaran en su cabeza. Siempre había sentido esa diferencia con el resto de la familia, que lo alejaba de la vida que todos esperaban de él, como un peso.

—Quiero estudiar Medicina —confesó con tanto temor como alivio.

Blanca asintió, como si ya hubiera sabido la respuesta desde hacía mucho tiempo.

—Entonces vaya, doctor. Montevideo lo espera.

Se levantó dejando al joven con sus pensamientos y desapareció en la casa.

Roberto Rubio se quedó un rato más, mirando los pinos, que ya habían formado un bosque. Sabía que llevaría tiempo que su padre lo aceptara, pero sentía que su decisión era la correcta. El campo, la tierra eran parte de su historia, pero no de su futuro.

Poco después, ya en Montevideo, el bullicio de la ciudad lo abrumaba. Las calles se llenaban de rostros desconocidos, de gente que se movía a un ritmo diferente al del campo. Se instaló en un pequeño apartamento junto con otros jóvenes de Castillos, todos alentados por la misma esperanza de encontrar su destino en la vida.

Los estudios le resultaron más difíciles de lo que había imaginado. El Instituto Alfredo Vásquez Acevedo (IAVA) era un lugar exigente, y el joven se encontró perdido entre libros y lecciones que parecían ajenas a su experiencia. Hubo momentos en que pensó en desistir, en regresar a los campos que, después de todo, le ofrecían una seguridad que en Montevideo no encontraba.

Pero algo lo mantenía firme, un recuerdo que volvía en los momentos de mayor duda: la figura del doctor Antonio Valiño, el médico que lo había salvado de una bronconeumonía cuando estaba en segundo de escuela. Recordaba con claridad la noche en que la fiebre había cedido, las manos firmes del doctor y la calma que había llevado a su familia. Esa imagen lo impulsaba a seguir adelante, a no rendirse.

Finalmente, la llegada de su madre a Montevideo marcó un punto de inflexión. Siempre comprensiva y sabia, Blanca se instaló con él, brindándole la atmósfera de hogar que tanto necesitaba. Con ella cerca, el joven encontró la estabilidad que le había faltado. Poco a poco comenzó a destacarse en sus estudios y lo que al principio había sido una carga se transformó en una pasión.

Cada lección aprendida, cada examen aprobado lo acercaba más a su meta. No quería ser solo un médico; quería devolver al mundo lo que había recibido, ser en otros lo que Valiño había sido para él.

—Nunca imaginé que el camino me traería hasta aquí, mamá —le dijo una noche, mientras cenaban juntos en el pequeño apartamento de Montevideo.

Blanca había visto a su hijo luchar con sus dudas, pero también había sido testigo de cómo ese joven de mirada inquieta se había transformado en un hombre con una vocación clara. Le había costado mucho, pero allí estaba, firme en su decisión.

—Roberto, tus manos están hechas para sanar, no para trabajar la tierra.

Un paso fundamental

En 1950, el médico Albert Hyman, un pionero en la tecnología de estimulación cardíaca, diseñó uno de los primeros marcapasos externos. Este dispositivo representó un avance esencial en el tratamiento de arritmias cardíacas antes de la era de los marcapasos implantables. Estaba compuesto por un generador de pulsos eléctricos y un conjunto de electrodos externos conectados a la máquina mediante cables.

El diseño era relativamente simple, pero innovador para su época. El generador de pulsos era una caja de metal con un interruptor de ajuste que permitía regular la intensidad de los pulsos eléctricos. Estos pulsos se transmitían a través de los electrodos, que se colocaban en el pecho del paciente y se conectaban al corazón. La capacidad de ajustar la intensidad de los pulsos permitía una estimulación precisa del ritmo cardíaco, crucial para tratar pacientes con bradicardia severa o bloqueos cardíacos.

En la década de 1950, la cardiología estaba en una etapa de descubrimiento y experimentación.

La comprensión de las arritmias y la estimulación eléctrica del corazón se hallaban en sus primeras fases. Los avances en electrónica y tecnología médica comenzaban a converger, creando un entorno fértil para innovaciones.

El marcapaso externo de Hyman ofreció una solución temporal para pacientes con problemas cardíacos graves, proporcionando una herramienta clave en situaciones de emergencia o críticas. Sin embargo, los dispositivos externos también presentaban limitaciones, sobre todo porque la falta de portabilidad hacía necesario mantener al paciente conectado al equipo durante el tratamiento.

En noviembre de 1952, Paul M. Zoll, un destacado cardiólogo estadounidense, hizo un anuncio revolucionario. Nacido y educado en Boston, Zoll había estudiado Medicina en la Universidad de Harvard y desarrollado su carrera en el Beth Israel Hospital, donde trabajó toda su vida. Durante la Segunda Guerra Mundial, Zoll y su colega Dwight Harken practicaron cirugías pioneras para extraer metralla y balas del corazón y los grandes vasos, demostrando que las operaciones cardíacas, consideradas hasta entonces extremadamente peligrosas, podían llevarse a cabo con éxito.

El camino de Zoll hacia la innovación había comenzado un par de años antes, cuando una presentación en un congreso lo inspiró a desarrollar una técnica que pudiera estimular el ritmo cardíaco sin necesidad de abrir el tórax. Esta idea lo llevó, dos años después, a publicar un artículo en el que describió la reanimación cardíaca mediante el uso de electrodos colocados sobre el tórax desnudo, que enviaban impulsos de dos milisegundos a 100 o 150 voltios, 60 veces por minuto. Esta innovación permitió a Zoll revivir a un paciente de 65 años, identificado como R.A., quien sufría de insuficiencia cardíaca congestiva y ataques recurrentes de Adams-Stokes. El dispositivo mantuvo su ritmo cardíaco por 52 horas continuas, un logro que causó asombro en la comunidad médica.

A pesar del dolor que causaban las descargas y la inmovilidad que imponía el dispositivo, este avance se convirtió en la base para futuros desarrollos en electroestimulación cardíaca. Con el tiempo la técnica fue mejorada con electrodos más grandes y pulsos de mayor duración, lo que hizo las descargas menos dolorosas y más aceptables para los pacientes.

Aunque la técnica original de Zoll perdió aceptación para usos rutinarios debido a estos problemas, siguió siendo una herramienta vital en situaciones de emergencia.

El trabajo de Paul M. Zoll no solo revolucionó la cardiología, sino que dejó un legado duradero en la medicina moderna.

Casamiento en Belvedere

En enero de 1953 Orestes Fiandra había obtenido su título de médico y el 15 de junio, después de siete años de noviazgo, él y María Élida estaban listos para dar el siguiente paso en su vida.

La boda se planeó con una intención clara: mantenerla en la más estricta intimidad. En un tiempo en el que las apariencias solían ser más importantes que los sentimientos, la decisión de la pareja de evitar una ceremonia ostentosa reflejaba no solo su situación económica, sino también su preferencia por la privacidad y la simplicidad.

La madre de Élida, Teresa Sicco, y su hermana Angélica junto con su esposo, Federico Marchesi, serían testigos en una ceremonia civil. Del lado de Fiandra asistirían solo su hermana y un puñado de amigos cercanos, como el escribano Eduardo Ravenna y el doctor Ricardo Cortés, quienes habían estado a su lado durante los años de estudio.

Aquel día el cielo de Montevideo estaba nublado, como si el clima quisiera reflejar el ambiente sombrío del juzgado de Belvedere. La atmósfera dentro del edificio era fría y austera; las baldosas desgastadas del suelo y las paredes grises reflejaban la seriedad del momento.

El juez, un hombre de aspecto severo y de ceño fruncido, estaba claramente molesto por la tardanza de los contrayentes. La impuntualidad del flamante médico, retrasado por su trabajo en el Departamento de Cardiología, había perturbado su ya apretada agenda.

—Lamento el retraso —dijo Tito, respirando con dificultad mientras se acomodaba en el banco frente al juez.

—Bien, bien. Vamos a proceder —respondió el oficial con un tono que denotaba poco entusiasmo. Su mirada dura recorría a los presentes como si intentara captar cada detalle de su vida.

A pesar de su importancia, la ceremonia se llevó a cabo con la misma frialdad con que el juez había recibido a los contrayentes.

Élida, vestida con sencillez y elegancia, tomó con firmeza la mano de Orestes. Aunque el ambiente era impersonal y el procedimiento casi burocrático, había en sus ojos una visible chispa de alegría y determinación.

—Aquí tienen su libreta de matrimonio —dijo el juez, ya más calmo, y les entregó el documento con exagerada formalidad. Sus palabras carecían del calor que uno esperaría en una ocasión tan significativa.

Tito y Élida se miraron, intercambiando sonrisas que decían más de lo que las palabras podían expresar. El matrimonio era para ellos mucho más que un simple trámite. Era el inicio de una vida compartida, un compromiso que habían forjado a lo largo de sus años juntos.

—No esperábamos una gran celebración —murmuró Élida, apretando la mano de su marido—, pero tuvimos todo lo que realmente importa.

Cuando la pareja y los invitados salieron del juzgado, las puertas se cerraron tras ellos con un sonido seco. El local parecía congelado en el tiempo, pese a albergar los sueños de miles de novios que comenzaban una nueva vida.

La vida del médico Orestes Fiandra estaba comenzando, y con ello venían las responsabilidades y las oportunidades que acompañaban su nuevo rol. Sabía que contaría con Élida, su compañera y apoyo incondicional, para enfrentar el futuro con la misma pasión y dedicación que habían demostrado durante sus años de noviazgo.

Cuando la pareja subió al automóvil para iniciar su viaje de bodas, Orestes advirtió un problema inesperado: el tanque de nafta estaba vacío. Miró a Élida con frustración y algo de humor.

—Parece que tenemos nuestro primer contratiempo matrimonial —dijo Tito.

Teresa Fiandra y el doctor Ricardo Cortés se unieron rápidamente al esfuerzo. Con una risa nerviosa y una actitud decidida, ambos se dispusieron a empujar el coche hasta una estación de servicio cercana.

Después de llenar el tanque, hicieron una breve parada en la casa de Angélica, la hermana de Élida. Allí compartieron un brindis sencillo y cálido en el acogedor ambiente de una casa de familia, con muestras de afecto y buenos deseos para los flamantes esposos.

Más tarde pasaron por la casa de los Fiandra, donde doña Teresa, la madre de Orestes, les obsequió una caja de galletitas inglesas. Su gesto, aunque simple, reflejaba el cariño y la aceptación que, aunque tardía, había llegado a manifestarse.

Regalo en mano y después de despedirse de los presentes, Tito y Élida tomaron la Ruta 1 con destino al Hotel Nirvana, en Nueva Helvecia, donde pasarían su luna de miel. Sin embargo, la noche fría y lluviosa les presentó un nuevo desafío: la intensa niebla cubría el paisaje, y encontrar el hotel se convirtió en una prueba de paciencia.

—Parece que el destino no está de nuestro lado —comentó Élida mirando por la ventana mientras la lluvia caía sin cesar.

Finalmente se detuvieron en una estación de servicio. El pistero, con sorpresa ante la presencia de los recién casados en tales condiciones, les informó que el Hotel Nirvana permanecía cerrado durante todo el mes de junio. Su consejo fue práctico y directo: alojarse en el Hotel del Prado, un pequeño lugar rodeado de vegetación.

Resignados y sin muchas opciones, aceptaron la sugerencia. Años después descubrirían que los padres de Fiandra habían pasado su luna de miel en ese mismo hotel, lo que les dio una extraña sensación de conexión con el pasado.

Desde Nueva Helvecia continuaron su viaje hacia Carmelo, donde pasaron dos días explorando la zona. De allí se dirigieron a Nueva Palmira, donde Élida fue presentada a los tíos de Orestes: Ataúlfo, Pepinela y Medulio. Aunque su estancia en Nueva Palmira fue breve, el encuentro con la familia dejó en Élida una impresión duradera.

La ruta hacia Mercedes se convirtió en un desafío inesperado. La carretera Palmira-Dolores era un lodazal, y la ONDA, la empresa encargada del transporte en esa región, había suspendido los viajes por ese motivo. Sin embargo, el joven matrimonio, decidido a seguir su itinerario, no se detuvo. En su pequeño Renault superó las dificultades, haciendo escalas en Mercedes, Paysandú y Salto. La idea inicial era llegar hasta Artigas, pero la ruta estaba intransitable.

—Parece que el destino quiere que hagamos un pequeño desvío —dijo Fiandra mientras el barro salpicaba los costados del coche.

Decidieron tomar el último tramo en avión, lo que marcó la primera experiencia de vuelo para ambos.

Allá arriba, la emoción de la novedad y la aventura compartida hacían olvidar las dificultades previas. Quince días después, cuando la licencia y el dinero se habían agotado, regresaron a Montevideo.

En sus primeros tiempos de matrimonio, Tito y Élida vivieron en una pequeña casa en el Prado. Rodeada de frutales, grandes árboles e infinidad de plantas y flores, era un refugio cálido y acogedor.

En el jardín, un enorme roble ostentaba una placa esmaltada que decía: «Este roble nació aquí en 1868». La casa, aunque modesta y alquilada, ofrecía el calor y la comodidad que necesitaban. Una estufa a leña que en otoño e invierno siempre estaba encendida le daba un encanto especial durante las noches frías.

—Este lugar tiene una calidez que no se puede describir —comentó Élida, mientras se acomodaban en el nuevo hogar. El inicio de su vida en el Prado estaba cargado de promesas y esperanza.

Una eminencia visita Uruguay

Todo estaba pronto para que el Hospital de Clínicas abriera sus puertas a Clarence Crafoord, el prestigioso cardiocirujano sueco que había revolucionado el campo de la cirugía cardíaca con su innovadora técnica para reparar la coartación aórtica. Había sido invitado junto con un equipo de colaboradores por el ministro de Salud Pública, el médico Federico García Capurro, para realizar demostraciones quirúrgicas y de estudios angiocardiográficos en el Hospital de Clínicas y el Saint Bois y dictar varias conferencias.

El equipo estaba integrado por el cirujano Ake Senning, el cardiólogo Bengt Jonsson, el anestesista Olle Friberg, la instrumentista Inga Ericsson, la secretaria de Crafoord, Margaretta Hamemnberg, y el radiólogo uruguayo Alberto Barcia Capurro, que por entonces se capacitaba en Suecia.

Crafoord, conocido por su audaz intervención quirúrgica en 1944 y su pionero trabajo en ventilación mecánica, se encontraba en la cúspide de su carrera.

Su presencia en Montevideo no solo era un acontecimiento notable para los médicos locales, sino también un símbolo de la convergencia entre la experiencia europea y el entusiasmo emergente en América del Sur.

Al caminar por los pasillos del Clínicas, Crafoord se sentía como un explorador en un terreno nuevo, aunque familiar en su esencia médica. Entre los asistentes a las conferencias de Crafoord se encontraba Orestes Fiandra.

La primera vez que Fiandra vio a Crafoord en persona fue durante una de las conferencias del cardiocirujano en el auditorio del hospital. Crafoord capturaba la atención de todos con su presencia imponente y su dominio del tema, a los que se sumaba un carisma que iba más allá de la excelencia académica. Al final de la conferencia, mientras el murmullo de la audiencia comenzaba a disiparse, Fiandra se acercó al estrado.

—Doctor Crafoord, ¿me permite? —dijo Fiandra mientras se acercaba. El cirujano sueco giró hacia él con una sonrisa amable.

—Soy Orestes Fiandra, estudiante de Medicina a poco de recibirme. He seguido con gran interés sus trabajos sobre la coartación aórtica.

Crafoord asintió. Su mirada parecía evaluar al joven.

—Me alegra saber que mi trabajo ha resonado más allá de nuestras fronteras. ¿Qué aspectos de la técnica le resultan más intrigantes?

Fiandra se adentró en la discusión con una pasión contenida.

—Me interesa especialmente cómo ha logrado adaptar la técnica a diferentes contextos anatómicos y pacientes. En nuestra práctica aquí, en el Hospital de Clínicas, hemos enfrentado una variedad de casos que presentan desafíos únicos.

Con un destello de interés en sus ojos, Crafoord se inclinó ligeramente hacia adelante.

—La adaptabilidad es clave. Cada paciente es un enigma. Lo que he encontrado útil es considerar el contexto global de la enfermedad y aplicar la técnica de manera flexible, ajustándola a las necesidades específicas del paciente. No se trata solo de aplicar un método estandarizado, sino de comprender la esencia del problema y ser creativo en la solución.

Fiandra escuchó atentamente, absorbiendo cada palabra.

—Eso tiene mucho sentido. En nuestra práctica, a veces tendemos a seguir los protocolos sin considerar las adaptaciones necesarias.

Crafoord asintió con una aprobación reflexiva.

—Exactamente. Recuerde siempre que la medicina es tanto un arte como una ciencia. Debemos estar dispuestos a cuestionar, adaptar y evolucionar.

El entorno del hospital parecía desvanecerse en el fondo, mientras la conversación se movía entre el rigor científico y las visiones personales, entre el profesionalismo, la camaradería y el magisterio de un destacado cardiocirujano frente a un estudiante.

Suecia, 1954

A medida que promediaba la década de 1950, Europa era testigo de eventos que definirían su futuro.

La muerte de Iósif Stalin, en 1953, alteró el equilibrio de poder en el bloque soviético, abriendo la puerta a un período de menor tensión con Occidente. Paralelamente, el levantamiento de los trabajadores en Alemania Oriental mostró las primeras fisuras en el control soviético, mientras que la coronación de Isabel II en el Reino Unido simbolizaba la estabilidad monárquica en Europa Occidental en medio de un escenario de cambios geopolíticos.

El año 1954 también fue clave. La derrota de Francia en Dien Bien Phu no solo marcó el fin de su presencia colonial en Indochina, sino que también reflejó el creciente colapso del colonialismo europeo.

Al mismo tiempo, el inicio de la guerra de independencia de Argelia desencadenó una crisis política y militar que afectó a toda Europa, mientras Alemania Occidental era admitida en la OTAN, consolidando el bloque en el contexto de la Guerra Fría. El proceso de integración europea comenzaba a tomar forma, sentando las bases para una mayor cooperación económica y política en las décadas siguientes.

Para Suecia fueron años de crecimiento y consolidación de su neutralidad internacional. En 1953, la inauguración del puente de Västerbron reflejó el auge de la infraestructura sueca y el crecimiento urbano de Estocolmo.

El país avanzaba en la creación de un Estado de bienestar moderno, expandiendo los servicios y fortaleciendo su modelo de seguridad social, que se convertiría en un referente mundial. Estas decisiones consolidaron a Suecia como un país neutral, comprometido con el desarrollo social y la cooperación internacional.

El Gobierno sueco implementó políticas que promovían el pleno empleo, la educación gratuita y universal, así como un sistema de salud y bienestar social sólido, que cimentaron lo que se empezó a conocer como el *modelo sueco.*

En materia cultural, el país también estaba experimentando un renacimiento. La literatura, el cine y la música suecos ganaban reconocimiento internacional con figuras como Ingmar Bergman y Astrid Lindgren.

En cuanto a la tecnología y la industria, Suecia avanzaba rápidamente. Empresas como Volvo y Saab estaban en el auge de su producción, y en áreas como la electrónica y la ingeniería se adoptaba la más moderna tecnología.

En el ámbito académico y universitario, especialmente en el de la medicina, Suecia alcanzaba reputación internacional. El Karolinska Institutet, fundado a principios del siglo XIX, ya tenía una larga historia de excelencia en la educación médica y la investigación biomédica. Por entonces el instituto consolidaba su posición como líder en la formación de médicos y en la investigación avanzada. Sus programas de estudio alcanzaban los estándares más altos de la época, y los estudiantes que se graduaban allí eran respetados por la comunidad médica internacional.

Suecia estaba haciendo importantes contribuciones en diversos campos de la investigación médica, como la farmacología, la genética y la epidemiología. El Karolinska y otros centros de investigación suecos llevaban a cabo estudios pioneros que darían lugar a importantes avances en la medicina y la salud pública. Universidades como las de Lund y Uppsala también tenían programas de medicina de alta calidad y estaban contribuyendo al cuerpo creciente de conocimientos médicos.

Las calles de Estocolmo transmitían una energía peculiar, testimonio del ritmo de la vida cotidiana en una ciudad en pleno cambio. Los tranvías de madera chirriaban mientras serpenteaban por las estrechas calles empedradas llevando consigo un mosaico humano. En una esquina, un vendedor callejero ofrecía sabrosas *köttbullar,* unas albóndigas cuyo seductor aroma se mezclaba con el del humo de los cigarrillos de los transeúntes.

El río Norrström reflejaba los destellos del sol de la tarde mientras los barcos de pesca navegaban por sus aguas. En los parques, los niños y las parejas de enamorados compartían sus juegos y sus sueños. Antes de desembocar en el mar Báltico, el Norrström atravesaba el centro de Estocolmo, dividiendo la ciudad en dos.

El Karolinska Institutet de Estocolmo era un monumento a la excelencia en la medicina y la investigación biomédica. Su historia se remonta a 1810, cuando el rey Carlos XIII de Suecia firmó un decreto real para establecer una escuela de cirugía.

Durante sus primeros años, el instituto se centró en la formación de médicos y cirujanos para servir a las necesidades de la sociedad sueca. Sin embargo, a medida que avanzaba el siglo XIX, comenzó a destacarse como un centro de investigación pionero en medicina y biología.

Una de las contribuciones más significativas del instituto a la historia de la medicina fue la creación de la Nobel Assembly en el Karolinska Institutet, en 1901. Desde entonces, ha sido responsable de otorgar el Premio Nobel en Fisiología o Medicina, un reconocimiento que ha elevado su estatus internacional.

Un viaje fundamental

En marzo de 1954, el frío de Estocolmo recibió a Orestes y su familia con una serenidad casi monacal. Por esa época, Suecia no era un mero destino en el mapa, sino un santuario de conocimientos médicos y científicos.

A medida que los primeros copos de nieve caían sobre los techos del Instituto Karolinska, Orestes se preparaba para una inmersión profunda en el universo de la cardiología. El Karolisnka era la punta de lanza de un cambio extraordinario en el tratamiento de enfermedades cardíacas.

Una tarde gris, mientras se dirigía a la Clínica Pediátrica, Orestes fue interceptado por el profesor Bengt Jonsson, quien lo recordaba de su visita a Montevideo y lo saludó con entusiasmo:

—¡Doctor Fiandra! —exclamó Jonsson.

—Es un honor estar aquí, profesor Jonsson. He seguido sus investigaciones con gran interés y estoy ansioso por aprender de su experiencia.

La conversación fluyó naturalmente en torno a técnicas avanzadas y teorías innovadoras. Fiandra se sorprendió al encontrarse con viejos conocidos, como Ulf Rudhe, el radiólogo especializado en hemodinamia, y el doctor Edgard Manheimer, director del Departamento de Electrocardiografía. La presencia de estas figuras ilustres añadió profundidad a sus intercambios y convirtió cada diálogo en una fuente de aprendizaje.

Una tarde, en un pequeño café cercano al Instituto, Fiandra se reunió con el ingeniero médico Rune Elmqvist, director del Departamento de Cardiología de Elema-Shönander. No podía ocultar su inquietud:

—Estoy considerando usar un transistor de germanio para un marcapaso implantable —comentó el joven médico uruguayo con tono entusiasta—, pero me preocupa la duración de la batería.

Elmqvist asintió lentamente y, tras reflexionar unos segundos, respondió:

—El transistor de germanio tiene sus ventajas, pero también presenta problemas. Las fugas de corriente son significativas, por lo que se necesitaría una batería mucho más grande. Ese es otro desafío: las baterías actuales no son lo suficientemente compactas ni potentes para lo que necesitamos.

El intercambio de ideas continuó. Orestes proponía el uso de Araldit, una resina epoxi introducida por el laboratorio Ciba para aislar cables submarinos. Elmqvist, aunque intrigado, mantuvo una postura cautelosa:

—El Araldit podría soportar las condiciones dentro del cuerpo humano, pero no estamos seguros de cómo reaccionaría el organismo a largo plazo. Es un riesgo que debemos evaluar cuidadosamente.

A pesar de las limitaciones materiales, la conversación fue enriquecedora y, al final de su estancia, Elmqvist sorprendió a Fiandra con un regalo inesperado: el primer electrocardiógrafo Mingograf adaptado a las sugerencias de Fiandra. Era un gesto de respeto y admiración mutua que el médico uruguayo valoró profundamente.

Los días pasaban en una dinámica constante de aprendizaje y descubrimientos. Un domingo, acompañado por su colega Néstor Azambuja, que también se encontraba estudiando en Suecia, Fiandra tuvo la oportunidad de ver de cerca las meticulosas técnicas quirúrgicas del profesor Olivecrona en el Sabbatsberg, un hospital adjunto al sistema nacional de salud. Mientras observaban, Azambuja comentó en voz baja:

—Este hombre ha visto los devastadores efectos de los traumatismos encefálicos.

El encuentro con Olivecrona dejó una marca profunda en Orestes. La pasión y la precaución del cirujano no solo reflejaban su excelencia profesional, sino también una profunda comprensión del costo humano de la medicina.

El tiempo de Fiandra en Suecia no solo enriqueció su carrera, sino que también le ofreció una lección invaluable sobre la dedicación y la colaboración en el campo médico.

Otro uruguayo en el lugar indicado

—¿Cómo fue el vuelo, Roberto? —preguntó Orestes Fiandra mientras extendía su mano en un gesto de bienvenida, con una sonrisa que apenas disimulaba su cansancio después de meses de trabajo intenso en el Instituto Karolinska.

Roberto Rubio, aún abrumado por el largo viaje desde Montevideo, se tomó un momento para mirar alrededor antes de responder. La terminal del aeropuerto de Estocolmo le parecía aún más fría de lo que esperaba, no solo por la temperatura, sino por la arquitectura funcional y austera.

—Extenuante —respondió finalmente, devolviendo el apretón de manos de Fiandra—. Treinta y seis horas de vuelo, y creo que las escalas me quitaron más energía que el trayecto en sí. Pero estoy aquí, que es lo importante.

Fiandra asintió, con gesto de entender perfectamente. Él mismo había llegado a Suecia meses antes, dejando atrás el calor de su tierra para sumergirse en el invierno nórdico. Recordaba la sensación de desarraigo, la desconexión con todo lo conocido y cómo esas primeras semanas en Estocolmo le habían parecido un reto monumental. Pero también sabía que, como él, Rubio no había viajado miles de kilómetros para dejarse intimidar por el frío o la soledad.

—Ya tendrás tiempo para descansar, pero primero quiero presentarte a mi familia —dijo Fiandra señalando a Élida y a su pequeño hijo Daniel, que lo esperaban cerca—. Este es Roberto Rubio, el colega del que tanto les he hablado.

Élida, envuelta en un grueso abrigo de lana, extendió la mano con una calidez que contrastaba con el entorno gélido. Daniel miraba al recién llegado con la curiosidad propia de un niño que apenas comprende lo que sucede a su alrededor.

—Es un placer conocerte, Roberto. Orestes nos ha hablado mucho de ti —dijo Élida con una sonrisa.

Rubio respondió con una inclinación de cabeza, sintiendo un extraño alivio al ver a aquella familia que le transmitía una cercanía inmediata.

—El placer es mío, Élida, respondió. Y debo agradecerles por recibirme de esta manera. No es fácil llegar a un lugar tan distinto.

—Suecia puede parecer dura al principio —acotó Orestes mientras conducía a Rubio hacia el auto—, pero pronto te acostumbrarás. Además, el Instituto

Karolinska es todo lo que nos han contado y más. Vas a ver que vale la pena el sacrificio.

Durante el trayecto hacia Djürsholm, una tranquila isla en las afueras de Estocolmo donde la familia Fiandra había alquilado una casa, los dos médicos comenzaron a intercambiar impresiones sobre sus respectivas trayectorias. Rubio, a pesar de la fatiga, no podía evitar una creciente excitación ante la perspectiva de trabajar codo a codo con Fiandra en un lugar tan prestigioso como el Karolinska.

—¿Cómo es realmente trabajar aquí? ¿Es tan diferente?

Orestes hizo silencio antes de responder, como si midiera bien cada palabra.

—Aquí la medicina se vive de una manera casi obsesiva. Los profesores, los residentes, todos están comprometidos en un grado que nunca había visto antes. El nivel de investigación es impresionante, y las discusiones en los ateneos pueden ser tan intensas que a veces uno siente que está en medio de una batalla intelectual. Pero esa misma intensidad es la que nos empuja a ser mejores, a no conformarnos con lo que ya sabemos.

Rubio asintió, comprendiendo el desafío que tenía por delante. Sabía que el tiempo en Suecia no le resultaría fácil, pero también que sería una experiencia formativa crucial para su carrera.

Al día siguiente, después de una noche de descanso en el pequeño hotel donde se hospedaba, Rubio se encontró con Fiandra en la entrada del Instituto Karolinska. A medida que se adentraban en los largos pasillos del edificio, no pudo evitar sentirse abrumado por la historia y la importancia del lugar.

—Este es el profesor Crafoord —le dijo Orestes al presentarle a un hombre de mediana edad, mirada aguda y presencia imponente—. Él es Roberto Rubio, de Uruguay. Estará trabajando con nosotros durante los próximos meses.

Crafoord estrechó la mano de Rubio con firmeza, escrutándolo con la mirada como si tratara de medir su determinación.

—Bienvenido, doctor Rubio —dijo en un inglés perfecto, pero con el distintivo acento sueco—. Espero que su tiempo aquí sea productivo. Tenemos mucho trabajo por delante.

Las siguientes semanas fueron un torbellino de actividad para Rubio. Se sumergió en el estudio de nuevas técnicas quirúrgicas y procedimientos que apenas estaban comenzando a desarrollarse en Europa. Cada día, desde tempranas horas de la mañana hasta bien entrada la noche, los dos uruguayos se encontraban en quirófanos y laboratorios, discutían casos, observaban operaciones y aprendían de cada experiencia.

En una de esas largas jornadas, mientras revisaban los resultados de una serie de cateterismos, Rubio se volvió hacia Fiandra con expresión pensativa.

—¿Te das cuenta, Orestes, de lo que esto significa para nosotros? Todo lo que estamos viendo aquí... Cuando volvamos a Uruguay, tendremos la oportunidad de hacer cosas que podrían cambiar la vida de muchas personas.

Fiandra lo miró, asintiendo lentamente.

—Sí, lo sé. Y esa es precisamente la razón por la que estamos aquí. Para aprender todo lo que podamos y llevarnos ese conocimiento de vuelta a casa. Porque la medicina en Uruguay necesita esto, y porque la vida ha depositado en nosotros la responsabilidad de hacerlo.

Esa tarde, mientras caminaban de regreso a sus respectivos alojamientos bajo un cielo que comenzaba a oscurecerse, Rubio sintió una profunda conexión con Fiandra. No solo compartían la misma patria y la misma profesión, sino también un propósito que les daba fuerza para enfrentar las dificultades del exilio y el desafío de estar a la altura de las expectativas.

Los meses pasaron rápidamente y, cuando finalmente llegó el momento de que Rubio se trasladara a Inglaterra para continuar su formación, sintió que dejaba atrás no solo un lugar de aprendizaje.

—Nos veremos pronto, Orestes.

—Contá con ello, Roberto —respondió Fiandra estrechándole la mano en el mismo lugar del aeropuerto adonde había ido a recibirlo no tanto tiempo atrás—. Contá con ello.

Mientras se alejaba, Rubio sintió una mezcla de nostalgia y anticipación. Sabía que el camino que estaban recorriendo juntos apenas había empezado.

Una conversación rigurosa

—Doctor Elmqvist, ¿hay algún avance en la tecnología que pueda permitirnos superar estos problemas? —preguntó Fiandra, tratando de mantener un tono profesional mientras observaba el aparato.

—La tecnología avanza, pero también debemos ser realistas sobre nuestras limitaciones actuales.

Elmqvist se dirigió a un estante lleno de componentes electrónicos, mostrando la complejidad de los equipos utilizados.

—Las válvulas termoiónicas han sido la solución confiable durante años. Aunque los transistores de germanio tienen un gran potencial, aún están lejos de ser una solución viable para aplicaciones críticas como esta.

Fiandra miró a Elmqvist con respeto.

—Entiendo la prudencia, doctor, y aprecio su perspectiva. Quizás en un futuro próximo podamos encontrar una solución.

Elmqvist asintió con una sonrisa de cortesía.

—Espero que así sea. La investigación y el desarrollo son procesos largos y meticulosos. Mientras tanto, seguimos trabajando con las mejores herramientas que tenemos.

Orestes Fiandra se encontraba en un punto crucial de su carrera, rodeado por el frío y la sofisticación del Instituto Karolinska. Las conversaciones con Elmqvist habían sido desafiantes, pero también le habían ofrecido una perspectiva valiosa sobre las realidades del desarrollo tecnológico.

La barrera entre sus ideas innovadoras y las limitaciones prácticas del momento era palpable, pero la experiencia en Estocolmo le había proporcionado una visión clara de los desafíos y oportunidades en el campo de la cardiología.

Las avanzadas técnicas y el riguroso enfoque científico del Karolinska, así como la interacción con Elmqvist y su equipo, estaban dejando en Orestes una impresión que marcaría un hito en su formación y en su comprensión de la ingeniería médica.

Al finalizar su estancia en Estocolmo, reflexionaba sobre el impacto de su experiencia. Parte del aprendizaje había consistido en reconocer las limitaciones del momento y las posibilidades que se abrían en el desarrollo de dispositivos médicos.

Elmqvist, con su enfoque crítico y su enorme conocimiento, había desafiado las ideas de Orestes, pero también le había mostrado la importancia de la investigación rigurosa y la prudencia en la innovación. La experiencia en Estocolmo se convirtió en un capítulo fundamental en la carrera de Fiandra, que maduró en él un equilibrio entre aspiraciones y realidades.

A medida que se preparaba para regresar a Uruguay, Orestes se sentía enriquecido por el conocimiento adquirido y por la claridad de los desafíos que enfrentaba.

El regreso a Montevideo

Estocolmo se convertía en una ciudad congelada. El frío era una fuerza tan palpable que parecía tener vida propia. Los espejos de agua, antes vibrantes y reflejantes, se habían transformado en superficies duras y traicioneras. Cada paso de Orestes en la calle se sentía como una batalla contra el invierno, a pesar de los gruesos abrigos.

Después de cinco meses inmerso en el ambiente riguroso del Instituto Karolinska, sentía un ardor renovado por aplicar en su tierra natal los conocimientos adquiridos. La cardiología sueca, tan avanzada en técnicas, métodos e infraestructura, había capturado su imaginación, pero el momento de regresar había llegado. Era febrero de 1955.

Con fondos apenas suficientes para un regreso cómodo, Fiandra recordó el consejo de un becario brasileño: optar por una ruta económica. La elección recayó en un modesto barco carguero, el *Minuano,* recién salido de un astillero sueco. Funcional y simple, el barco disponía de dos camarotes para pasajeros, con precios acordes a un presupuesto apretado. Era una oferta austera, pero suficiente para la travesía que les esperaba. Partirían desde el puerto de Kiel.

Antes de embarcarse en el *Minuano,* Fiandra y su familia decidieron disfrutar de una última escapada a París. El Hotel St. Michel, en el 19 Rue Cujas, apodado por los uruguayos *el hotel de las ratas,* era un refugio económico más que cómodo. La limpieza dejaba mucho que desear, pero era lo que podían permitirse. Desde allí exploraron La Sorbona, el corazón académico de París. Durante su breve estancia, Orestes y Élida se encontraron con el doctor Fernando Mañé Garzón y su esposa, quienes residían en París. Generosos y atentos, los Mañé se ofrecieron a cuidar de Daniel, su hijo, para que el matrimonio pudiera explorar la ciudad con mayor libertad.

Aunque la experiencia parisina prometía ser una aventura enriquecedora, los Fiandra mantenían una austeridad rigurosa. Comían lo mínimo necesario en un restaurante económico cuyo menú incluía churrasco. Sin embargo, en un intento por preservar la ilusión de un manjar especial para Élida, Fiandra ocultaba el hecho de que el churrasco era de carne de caballo, mucho más barata que la de vaca.

Al regresar a Kiel, el *Minuano* los esperaba en el puerto con una serenidad engañosa. La travesía comenzó tranquila mientras el barco navegaba por el canal de

Kiel, pero al adentrarse en el mar del Norte la calma se desmoronó. Las olas gigantescas causadas por una tormenta feroz golpeaban el barco con una furia incesante, arrojando muebles y pertenencias por los camarotes. Élida, con las náuseas del inicio de su segundo embarazo, sufrió especialmente durante esos interminables cinco días de tormenta. La ansiedad y la preocupación por su bienestar intensificaron la experiencia, mientras el *Minuano* luchaba contra las inclemencias del tiempo.

El mar comenzó a calmarse cuando el barco llegó a las islas Azores, ofreciendo un breve respiro antes de que la tormenta se apagara por completo. Sin embargo, la travesía del *Minuano* daba un giro inesperado. En lugar de continuar hacia Buenos Aires, fue redirigido a Santiago de Cuba. El clima en Cuba ofrecía un contraste drástico con el frío sueco: cálido y húmedo, con una vida que se detenía al mediodía bajo el calor abrasador. En Cuba el barco cargó manganeso destinado a Baltimore y se dirigió primero a Puerto Rico, pero el capitán anunció otro cambio de ruta: Terranova.

Este nuevo desvío dejó a los pasajeros con una difícil decisión: continuar hacia Terranova o regresar al sur en avión. Exhaustos por la larga travesía y la incertidumbre, Fiandra y su familia optaron por el avión. Tenían que tomar un tren hasta Nueva York para desde allí volar a Montevideo. El avión, un antiguo modelo de hélice, ofrecía un viaje extenuante de veinticuatro horas. Finalmente llegaron a Montevideo y la bienvenida fue una explosión de calor y alegría.

Amigos y colegas abarrotaron el aeropuerto para recibirlos. Entre la multitud, el doctor Ricardo Cortés se adelantó con el dinero de los sueldos acumulados, un alivio crucial para quienes regresaban con los bolsillos vacíos.

Al llegar al Prado, la casa que habían ocupado desde su matrimonio los recibió con un calor de hogar reconfortante tras el frío europeo. Era como si nunca hubieran estado ausentes. Orestes y Élida, pese a las adversidades del viaje, sintieron una inmensa felicidad al retomar su vida en Uruguay, renovados por la experiencia y el entusiasmo del regreso.

En casa

Fiandra sentía impaciencia y determinación. Había regresado de Suecia cargado de conocimientos y con una serie de proyectos que ansiaba poner en marcha. La experiencia en el Instituto Karolinska había sido transformadora y su mente estaba llena de ideas.

Al llegar a Montevideo, se enteró de una nueva oportunidad en el Departamento de Cardiología del Hospital de Clínicas: se había creado el cargo de residente, disponible a través de un concurso de méritos. Para un joven recién graduado como él, era un desafío monumental. Sus únicos logros eran su tesis doctoral sobre «Las anormalidades en la repolarización ventricular», presentada en 1954 con calificación sobresaliente, su beca en Suecia y los cuatro artículos científicos que había publicado durante sus años de estudiante.

A pesar de su juventud y experiencia limitada, Orestes estaba decidido a competir. Se presentó ante las autoridades de la Facultad de Medicina con una solicitud audaz: que el concurso se realizara por oposición.

Sus argumentos eran sólidos, pero la resistencia a cambiar el procedimiento fue enorme.

El retraso de más de un año en la convocatoria le permitió dedicar su tiempo a publicar trabajos científicos, que finalmente sumaron diez, en revistas prestigiosas como *Archives des Maladies du Cœur et des Vaisseaux*, *Presse Médicale* y *Bulletins et Mémoires de la Société Médicale des Hôpitaux de Paris*. Aunque la Facultad mantuvo el concurso basado en méritos, gracias a los nuevos artículos Fiandra obtuvo el cargo, pero ese era solo el primer paso.

Un camino más difícil de lo esperado

—A veces siento que estamos metidos en algo que nos va a consumir antes de lograrlo —dijo el médico Roberto López Soto.

—¿Eso pensás? —respondió Fiandra sin dejar de mirar al frente—. Tal vez tengas razón, pero recordá que no estamos haciéndolo por nosotros.

Era una respuesta que había dado muchas veces, pero esa tarde sonaba diferente. Estaban en medio de un proyecto ambicioso, influido por las ideas revolucionarias que Fiandra había conocido en Suecia, que prometía cambiar la cirugía cardíaca en Uruguay. Sin embargo, la promesa estaba resultando más difícil de cumplir de lo que cualquiera de ellos había supuesto.

—La máquina de Lillehei parecía simple, ¿no? —continuó Fiandra, casi como una reflexión—. Pero no hay nada simple en lo que estamos haciendo.

Habían estado experimentando con una máquina tipo Lillehei, utilizando perros para practicar.

Los resultados hasta entonces habían sido, en el mejor de los casos, desalentadores. Los animales no sobrevivían a las intervenciones y el agotamiento comenzaba a resquebrajar la fe que habían depositado en el proyecto.

En 1955 el cardiólogo estadounidense Walton Lillehei había abierto una puerta a la cirugía cardíaca con su oxigenador de burbujas. La cirugía a corazón abierto, un campo antes imposible por los riesgos de operar este órgano vital sin una solución adecuada para mantener la circulación, de repente se volvía accesible.

John Gibbon, un pionero, había logrado cerrar una comunicación interauricular utilizando su máquina corazón-pulmón en 1953, pero el entusiasmo inicial pronto se diluyó con una serie de fracasos catastróficos. Los pacientes murieron. Devastado, Gibbon abandonó la técnica, y la comunidad médica quedó envuelta en el pesimismo.

Lillehei, con su pragmatismo quirúrgico, había encontrado una solución efectiva y económica: un dispositivo que no solo salvaba vidas, sino que lo hacía sin necesidad de los costosos y complejos equipos de circulación extracorpórea que John Gibbon había intentado introducir apenas dos años antes.

En Montevideo, Fiandra había seguido con atención esos desarrollos. Él y su equipo sabían que no podían permitirse quedar atrás, pero la realidad los golpeaba una y otra vez. Los primeros intentos fueron fallidos: los perros morían. No era solo un problema técnico; parecía una barrera insalvable.

—¿Y si todo esto es un error? —preguntó López Soto mientras revisaban los cuerpos inertes de los animales en la improvisada sala de cirugía.

Orestes no respondió. Sabía que el camino no iba a ser fácil, pero no esperaba que fuera tan duro.

—Tenemos que encontrar el problema —insistió Fiandra rompiendo finalmente su silencio—. No puede ser el procedimiento en sí. Algo más está ocurriendo.

El laboratorio improvisado en la casa de Fiandra, donde trabajaban sin descanso, se había convertido en una especie de santuario. En medio de libros abiertos, hojas con anotaciones y una variedad de herramientas quirúrgicas, pasaban las horas buscando una respuesta.

Fue durante una de esas jornadas, con el sonido constante del ventilador y el zumbido de la maquinaria, que descubrieron la causa: los perros sufrían una severa hipopotasemia.

—El potasio… —murmuró Fiandra observando las pruebas de laboratorio—. Los niveles de potasio son demasiado bajos.

López Soto levantó la vista de su cuaderno. Había estado anotando, buscando patrones, haciendo cálculos mentales.

—Si eso es cierto, podemos corregirlo. Pero ¿por qué no lo vimos antes?

—Porque estábamos mirando en la dirección equivocada —respondió Fiandra con alivio en la voz—. Nos hemos estado concentrando tanto en el procedimiento que ignoramos los efectos secundarios de la intervención en el organismo.

Esa misma noche llevaron a cabo una nueva prueba, esta vez administrando grandes dosis de solución de potasio al perro. Lo llamaron *Barcino.* Era un perro robusto, con el pelaje color marrón terroso y una energía indomable que reflejaba el tipo de vitalidad que ambos médicos esperaban ver también en sus pacientes humanos algún día.

Cuando el procedimiento terminó, las horas de espera se hicieron largas. *Barcino,* adormecido por los efectos de la cirugía, permanecía inmóvil sobre la camilla. López Soto no podía apartar la mirada de él.

—Si sobrevive, sabremos que estamos en el camino correcto —dijo Fiandra.

Barcino sobrevivió y recuperó su energía. En poco tiempo mostró una vitalidad tan sorprendente que comenzó a ser un problema en la casa de los Fiandra. Correteaba por el jardín, arrastraba troncos y perseguía a los niños en bicicleta y a los motociclistas.

—Mirá, Tito —dijo López Soto, observando cómo el perro, con un comportamiento casi desafiante, tomaba control del patio—: este perro tiene más vida que cualquiera de nosotros.

Fiandra sonrió, pero la preocupación seguía presente. Ambos sabían que había más por descubrir. El potasio había sido solo un obstáculo, uno que habían logrado superar, pero la cirugía en humanos sería un desafío completamente distinto.

El destino de *Barcino* se decidió una tarde en la que el perro, corriendo detrás de una moto que pasaba por la calle, casi provoca un accidente. El vecindario se quejó. Fiandra y López Soto sabían que tendrían que deshacerse de él.

El reencuentro con Crafoord

El Café Tortoni estaba iluminado por una luz tenue que creaba sombras alargadas sobre las mesas. Era una tarde cualquiera en Buenos Aires, pero, para Orestes, aquel momento de descanso y café junto a Clarence Crafoord tenía un sabor especial.

Era 1958 y el profesor Crafoord había regresado al Río de la Plata con su equipo, trayendo consigo una máquina para operaciones cardíacas con circulación extracorpórea, creada por el ingeniero sueco Olf Östrasom.

El Hospital de Clínicas de Montevideo se convirtió en el escenario de una serie de intervenciones pioneras. Crafoord realizó allí la primera cirugía cardíaca con circulación extracorpórea en Latinoamérica.

—Esto cambiará todo, Orestes —dijo Crafoord con entusiasmo. Este es el futuro de la cirugía cardíaca.

Después de varias intervenciones en Montevideo, el equipo sueco se trasladó a Buenos Aires con Orestes y su esposa como invitados de Crafoord. En la capital argentina, el profesor y su equipo brindaron una exhaustiva explicación sobre el funcionamiento del corazón artificial.

Buenos Aires, vibrante a pesar de las tensiones sociales y políticas, intentaba renacer tras la caída del peronismo, mientras en un rincón del Tortoni dos médicos hablaban de un tema que trasciende gobiernos: la vida humana y las posibilidades que la ciencia tiene para extenderla.

Crafoord levantó la vista del café y observó con detenimiento a Fiandra una vez más. Volvió a ver en él a un médico joven, apasionado, con ganas de seguir aprendiendo y de convertir sus conocimientos para mejorar la atención de sus pacientes. Lo reconocía bien porque él mismo había sido así.

—Me alegra ver que Buenos Aires te trata bien, Orestes —dijo Crafoord con un tono cordial—. Esta ciudad tiene su propio ritmo. Mezcla la melancolía de su tango con la energía de su juventud.

Fiandra asintió con una sonrisa.

—Sí, profesor. Buenos Aires es... distinta. Única. Hay algo en su gente, en sus calles... Parece siempre tan moderna, tan de avanzada, y a la vez mantiene vivo su fulgor del pasado.

—Algo similar a lo que ocurre en la medicina, ¿no crees? —respondió Crafoord, dejando su taza sobre la mesa—. Siempre entre lo que sabemos y lo que todavía no entendemos. Sin embargo, seguimos adelante, creando cosas que parecían imposibles.

Fiandra sabía adónde quería llegar el profesor. Llevaba días pensando en cómo abordar el tema. Conocía la carrera de Crafoord, desde su innovadora cirugía de la coartación aórtica en 1944 hasta sus experimentos con la máquina corazón-pulmón. Pero lo que más le intrigaba eran los avances más recientes, los nuevos procedimientos y maravillas tecnológicas con los que el Instituto Karolinska estaba a la vanguardia.

—Lo que hicimos en 1954 fue solo el comienzo y hoy parece lejano —se adelantó Crafoord—. Logramos extirpar el mixoma de una paciente utilizando técnicas de enfriamiento y, aunque fue un éxito, sabíamos que había mucho más por hacer. Nos dimos cuenta de que necesitábamos instalaciones adecuadas para avanzar más rápido y con mayor precisión. En 1957 inauguramos un nuevo edificio en el Karolinska, diseñado específicamente para el tratamiento de enfermedades cardiopulmonares.

Fiandra asintió, pero sus ojos denotaban impaciencia. Crafoord continuó.

—Nos permitió centrarnos en lo que realmente importaba: las soluciones a largo plazo para problemas que hasta entonces parecían irresolubles. Un ejemplo de ello es el trabajo de mi colega Åke Senning. Tú lo sabes. Junto con el ingeniero Elmqvist, a quien conoces bien, desarrollaron el primer marcapaso implantable. Es un avance revolucionario.

Fiandra sabía de los progresos en ese campo, pero no estaba al tanto de que ya se había llegado a implantar marcapasos en pacientes.

—El marcapaso implantable —comentó con tono reflexivo— ya es una realidad...

—Hemos implantado el primer marcapaso permanente en un paciente —continuó el profesor Crafoord—. Es algo que cambiará la cardiología para siempre. Por supuesto, no ha sido sencillo. Ha requerido la colaboración entre ingenieros y médicos, algo que antes no era común.

Fiandra bebió un sorbo de su café, intentando absorber la magnitud de lo que Crafoord le estaba contando. Un marcapaso implantable. La posibilidad de regular el ritmo cardíaco de una persona de manera constante. Era algo que hacía apenas unos años habría parecido ciencia ficción.

—¿Y qué hay de las malformaciones cardíacas? —preguntó Orestes, todavía deseoso de conocer más—. He oído que han estado trabajando en técnicas para corregir la transposición de las grandes arterias.

Crafoord asintió.

—Correcto. Senning ha sido pionero en ese campo también. Hemos desarrollado una técnica quirúrgica para corregir esa malformación. Ahora podemos intervenir en pacientes que antes no habrían tenido ninguna esperanza. Y, de nuevo, todo esto es posible gracias a las instalaciones que tenemos en el Karolinska. Contamos con los equipos más avanzados y, lo más importante, con un equipo humano excepcional.

Fiandra tomó un momento para reflexionar. Ya no quería estar en Estocolmo, sino que trabajaba para traer esos avances a su país. Crafoord sabía lo que pasaba por la cabeza de su discípulo y prosiguió.

—La medicina no es para los que se rinden fácilmente. Si algo me ha enseñado esta carrera es que los obstáculos son inevitables, pero también lo son los avances si uno persiste lo suficiente.

El ruido del exterior se intensificaba a medida que la tarde se convertía en noche. Los colectivos seguían su recorrido por las calles de Buenos Aires, una ciudad que no se detenía ni por la política ni por las ciencias.

Un año después, Bengt Jonsson, miembro del equipo de Clarence Crafoord, envió una tarjeta que capturaba la esencia de aquellos días en el Río de la Plata:

> Esta visita a América del Sur fue una experiencia de lo más apreciable. Creo que fue mucho más agradable que la visita cinco años atrás. Me impresionó vuestro tremendo progreso y fue muy agradable ver nuevamente a los buenos amigos. Orestes, tuviste que trabajar tan duro y la señora Fiandra vio a Orestes aún menos que lo habitual. De cualquier manera, hubo momentos de placer, también para ustedes. ¡El Cocodrilo! Es evidente que la visita fue muy agradable para mí, aun después de mi retorno a Suecia. ¡Los regalos que

recibieron mi esposa y mis chicos fueron maravillosos! Quedaron realmente muy contentos. Les agradezco por todo. Nosotros (toda mi familia) les deseamos un feliz Año Nuevo.

Sinceramente,

Bengt Jonhsson

La llegada del corazón artificial a Montevideo marcó el inicio de una nueva era. Con el corazón artificial de Östrasom en su poder, los cirujanos uruguayos comenzaron a operar con circulación extracorpórea. Juan Carlos Abó, Roberto Rubio y Aníbal Sanjinés eran los cirujanos capacitados, mientras que Fiandra se encargaba del manejo del corazón artificial. La primera intervención con la máquina se realizó el 19 de agosto de 1959 en una joven con comunicación interauricular. Fue un éxito, y el manejo del corazón artificial por Fiandra demostró ser un punto de inflexión en la medicina uruguaya.

El nuevo hogar

La lluvia había dejado pequeñas marcas en las ventanas del viejo Chevrolet modelo 1937 que Orestes conducía, como si las gotas hubieran sido testigos de sus pensamientos. A su lado, Élida se acariciaba el vientre en silencio, mientras Daniel, de tres años, se removía inquieto en el asiento trasero. Alfredo dormía, envuelto en una mantita que apenas asomaba entre los abrigos. La situación era cada vez más acuciante: el apartamento en el que vivían desde que regresaron de Suecia comenzaba a quedar pequeño, especialmente ahora que el tercero estaba en camino. Buscaron durante meses, recorriendo las calles de la costa de Montevideo, de Malvín a Carrasco, sin éxito. Lo que encontraban siempre excedía en mucho sus posibilidades.

—Quizás estamos pidiendo demasiado —dijo Élida una tarde, después de otra jornada de infructuosa búsqueda.

Orestes no respondió, pero ella sabía lo que él pensaba. El problema no era el lugar, ni siquiera la casa. Era el dinero, como siempre. Orestes estaba en su tercer año como médico del Casmu y la zona que le correspondía atender, curiosamente, era la misma a la que soñaban mudarse: Malvín, Punta Gorda, Carrasco. Conocía cada calle, cada recoveco, pero eso no le daba ventaja. El mercado inmobiliario tenía sus propias reglas y no había ningún descuento para los que miraban con ojos de médico.

Una mañana de sábado, mientras recorría la avenida General Paz después de una visita médica, algo lo hizo detenerse. Entre las malezas y el abandono, una pequeña casa asomaba tímidamente. Al frente, el cartel de «Se vende» estaba medio caído, como si quisiera disimular su existencia. Lo que más le llamó la atención no fue la casa en sí, sino la frondosa sombra de un viejo ciruelo que parecía dominar el terreno. A primera vista, la casa no era mucho. Aunque reformada, no se destacaba y tenía apenas un cerco de alambre oxidado. Aun así, se detuvo. En una casa vecina, un anciano estaba sentado en un sillón de mimbre, observando la calle como quien observa el paso del tiempo. Orestes se acercó, sin pensarlo dos veces.

—Buenas tardes —saludó con su voz grave y respetuosa.

El hombre lo miró con curiosidad, sorbiendo de una taza de té.

—¿Sabe algo de la casa? —preguntó haciendo un gesto hacia la propiedad en venta.

El hombre, que luego se identificaría como Aurelio Mosera, dejó la taza a un lado y se inclinó ligeramente hacia adelante.

—Hay un interesado —dijo pausadamente, como quien guarda la carta más importante para el final—, pero no se ha concretado nada aún. Si algo cambia, le avisaré.

Las palabras eran simples, casi rutinarias, pero en el tono del anciano había algo que prendió una chispa en Orestes. No era solo la casa; era la posibilidad de un cambio, la promesa de algo nuevo. Salió de allí con una idea clara en la cabeza, aunque aún no podía compartirla con Élida.

Meses después, cuando la noticia llegó, no hubo sorpresa sino alivio. La venta no se había concretado y la casa estaba nuevamente disponible. Aunque el precio había subido, Orestes no dejó que eso lo desalentara. Con el apoyo de Roberto López Soto, quien le ofreció un préstamo personal, y con una hipoteca, finalmente pudo reunir los 47 000 pesos necesarios. Fue un momento lleno de ansiedad y expectación, pero también de esperanza.

El 15 de junio de 1957, el día en que Orestes y Élida celebraban cuatro años de casados, la familia Fiandra se mudó a su nuevo hogar. Era un matrimonio joven, con dos niños que entraban de su mano a la nueva casa, y la alegría resultaba inocultable.

Aunque el cielo estaba despejado, era un día frío, típico de un junio montevideano, pero el calor del entusiasmo lo compensaba largamente. Los eucaliptos se levantaban altos y robustos en el fondo, con sus hojas susurrando al viento. Daniel, de apenas tres años, corría por el jardín con una energía inagotable, como si aquel nuevo mundo le perteneciera.

Punta Gorda, ese rincón tranquilo junto al mar, sería su hogar. La casa, pequeña y modesta, no era perfecta, pero les pertenecía.

Élida, de pie en el umbral, observaba todo en silencio. Orestes, a unos metros de distancia, descargaba las últimas cajas del automóvil con movimientos precisos, mientras Daniel, correteando a su alrededor, esquivaba las sombras de los eucaliptos sobre el césped. Alfredo, aún bebé, dormía plácidamente dentro de la casa, ajeno al bullicio del traslado. Todo estaba tranquilo y lleno de vida.

Élida tomaba nota de cada detalle, de cada instante, de cada rincón de la nueva casa, como si quisiera inmortalizar aquel momento en su corazón. Era un registro mental, entre fotográfico y entrañable, que guardaría para sí, consciente de que los primeros momentos en un nuevo hogar siempre se quedan en la memoria, indelebles. A su alrededor, el aire tenía el aroma fresco de la brisa marina y el tenue perfume de los eucaliptos, lo que transmitía una sensación de pureza y esperanza.

—Vamos, Daniel, ayudame con esto —dijo Orestes, levantando una caja más pequeña y mirándolo con una sonrisa. El niño se acercó a su padre. Élida soltó una ligera risa ante la escena. Dentro de la casa, el panorama era caótico. Las cajas se acumulaban en las esquinas y los muebles, a medio colocar, parecían no caber en aquel espacio aún inhabitable.

Élida, sin embargo, no se sentía abrumada. Sabía que habría tiempo para organizar todo y que lo más importante era que estaban allí, que habían llegado. Se permitió caminar lentamente por la casa, observando cada habitación, cada ventana, imaginándose cómo sería cuando todo estuviera en su lugar.

Afuera, Orestes había comenzado a inspeccionar los árboles. Eran catorce en total, grandes y antiguos. Algunos necesitaban ser podados y otros, quizás, eliminados. Era un trabajo monumental, pero él lo veía como parte de la construcción de su propio refugio, un lugar que, con el tiempo, moldearía a su medida.

Los eucaliptos, pese a su inmensidad, parecían encajar en el paisaje natural de aquella casa junto al mar, aunque Orestes ya había decidido que algunos tendrían que caer.

—¿Qué te parece, Élida? —preguntó levantando la vista hacia ella desde el jardín.

—Es perfecta —dijo con una sonrisa serena, consciente de que aquella afirmación era más un acto de fe que una realidad.

Las primeras semanas estuvieron llenas de actividad. Durante el día, se dedicaban a la organización, ubicando muebles, vaciando cajas, descubriendo poco a poco el potencial de la casa. Las noches eran frías, pero se calentaban al calor del hogar improvisado por Orestes en la chimenea. Élida, siempre detallista, comenzó a trazar los planes para el jardín. De niña había pasado horas junto a su madre plantando flores y hortalizas, y quería recrear ese ambiente para sus hijos.

Los fines de semana se transformaron en un ritual de trabajo comunitario. Los vecinos comenzaron a acercarse para ofrecer ayuda. Don José, el jardinero del barrio, se convirtió en un aliado indispensable. Algunos árboles, pocos, comenzaron a caer bajo la sierra de Orestes y las manos expertas de José.

Élida los observaba desde la distancia, con Alfredo en brazos, mientras Daniel corría entre los montones de ramas y hojas secas.

Orestes volvió a enfocarse en la necesidad de desarrollar un marcapaso implantable, sin abandonar sus responsabilidades asistenciales y docentes. Tenía presente lo que había conversado con Rune Elmqvist, quien le había planteado lo complejo de esa tarea. Sin embargo, una paciente enviada por el doctor Enrique Barthe, con bloqueo aurículo-ventricular completo, reavivó su preocupación cuando en 1959 comenzó a sufrir crisis de Adams-Stokes, llegando a experimentar hasta diez episodios en un solo día.

Ante la gravedad del caso, Fiandra decidió contactar nuevamente a Elmqvist. En su carta, le recordó al ingeniero que ya existían transistores de sílice prácticamente sin fuga y mencionó pruebas de laboratorio sobre la tolerancia del Araldit en animales, sugiriendo que quizás esas innovaciones pudieran ser útiles para crear el tan necesario marcapaso. La respuesta fue desalentadora: tanto Elmqvist como el doctor Senning estaban de vacaciones, y el avance del dispositivo seguía siendo incierto.

Agobiado por la situación crítica de su paciente, Fiandra decidió echar mano a un último recurso: escribirle al doctor Bengt Jonsson, su antiguo jefe de residentes en el Instituto Karolinska de Estocolmo. Confiaba en que Jonsson pudiera ofrecer alguna solución o al menos orientarlo en la dirección correcta para resolver lo que se había convertido en una cuestión de vida o muerte.

De regreso a Nueva Palmira

Orestes cerró la puerta del coche y el sonido seco del metal reverberó en el aire fresco de marzo. Tenía enfrente el terreno que su madre, Teresa, le había regalado. Más que un simple espacio junto al arroyo Higueritas, era un pedazo de su infancia.

—Miren, Élida, niños —dijo, llamándoles la atención—. Acá es donde solía correr con el abuelo Mateo. ¿Ven ese árbol? —Señaló un viejo timbó cuyas ramas se inclinaban hacia el arroyo, como si intentaran tocar el agua—. Nos sentábamos bajo su sombra después de las caminatas.

Élida, con la calma de siempre, sonrió y asintió. Sabía que en ese terreno Orestes no solo veía espacio para una casa, sino un lugar donde sus hijos crecerían y aprenderían a conocer el río, tal como él lo había hecho. Para Orestes, las vacaciones en Nueva Palmira no eran simplemente una pausa de la vida en Montevideo; eran una reconexión con algo más profundo, algo que solo quienes cargan la nostalgia de los paisajes perdidos pueden entender.

—Vamos a necesitar tiempo para convertir este lugar en un hogar —comentó Élida mientras con la mirada recorría los alrededores, evaluando mentalmente la cantidad de trabajo que tendrían por delante—. Pero, si lo hicimos con los consultorios, podemos hacerlo aquí también.

Orestes la miró con esa mezcla de admiración y complicidad que compartían desde hacía años. «Todo lo que tenemos lo hemos hecho juntos», pensó, y en esa simple afirmación se resumía una vida de sacrificios compartidos.

Mientras caminaban por el terreno, imaginaban cómo se vería la casa. Sus pies levantaban pequeñas nubes de polvo y el viento les llevaba el inconfundible olor del río y de los árboles que bordeaban el arroyo. A lo lejos podía divisarse la figura de un pescador, que le daba al entorno un aire de tranquilidad.

La Semana Santa de 1966, cuando llegaron finalmente a la casa con el auto cargado y la ilusión a flor de piel, se encontraron con una realidad inesperada. Aunque el constructor les había asegurado que todo estaría listo, los obreros aún trabajaban, martillando y llevando sacos de cemento bajo el sol.

—¿Qué hacemos ahora? —preguntó Orestes, casi divertido por la situación.

Élida, en lugar de inquietarse, se cruzó de brazos, mirando con una leve sonrisa cómo los hombres entraban y salían.

—Nos quedamos. Si podemos vivir en Montevideo con tanto lío, esto no es nada.

—Pero los muebles... —empezó a decir Orestes y su voz se desvaneció en la sonrisa de su esposa.

Pronto llegaron noticias peores: el camión con los muebles se había averiado y no llegaría hasta el lunes siguiente. Estaban sin cama, sin ollas, sin siquiera un plato para comer. Élida hizo una pausa, observando la magnitud del caos antes de volver a hablar.

—No sería la primera vez que improvisáramos, ¿no?

Orestes rio con una mezcla de cansancio y alivio. Había algo en la manera en que Élida enfrentaba cada desafío que lo tranquilizaba, como si nada pudiera romper la calma que ella reflejaba, incluso en los momentos más difíciles.

No pasó mucho tiempo antes de que la noticia corriera por todo el pueblo. La familia Fiandra, o más bien *el dotor Fiandra,* había llegado y se encontraba en una casa a medio terminar, sin muebles ni enseres. La reacción de la gente fue inmediata y conmovedora. Vecinos, amigos de la infancia, incluso personas que solo conocían a Orestes de nombre comenzaron a acercarse.

—Acá te traje unas sábanas, dotor —dijo Pepinela, su tía y vecina, con una sonrisa cálida—. Son viejas, pero les servirán por ahora.

Ataúlfo, con su voz rasposa de tantos años de cigarrillos, apareció con una carretilla llena de mantas y colchones.

—No es el Hotel Victoria Plaza, pero van a dormir cómodos esta noche.

Y así, uno tras otro, fueron llegando los vecinos con lo que tenían: una olla, platos, hasta una manguera que Toco Correa conectó al tanque de agua de su propia casa para asegurar que los Fiandra tuvieran agua corriente.

Orestes observaba todo aquello con asombro y gratitud. Nueva Palmira no era solo un lugar, sino una comunidad que conservaba la solidaridad que se había ido desvaneciendo en las grandes ciudades. Y él, *el dotor Fiandra,* era parte de ese tejido humano.

—Es increíble, ¿no? —dijo Élida mientras acomodaba las mantas en el improvisado dormitorio—. Todos estos años en Montevideo, corriendo de un lado a otro, y acá…, con tan poco, tenemos tanto.

Orestes asintió en silencio, sabiendo que ese momento, ese pequeño acto de generosidad colectiva era más significativo que cualquier lujo.

La angustia y desesperación de una paciente

La señora Nacher entró en el consultorio con un paso vacilante. Tenía treinta y seis años, pero la enfermedad le daba un semblante pálido y cansado. El doctor Fiandra la recibió con su mejor sonrisa y una actitud que ocultaba su preocupación.

—Buenos días, mi amiga. ¿Cómo se siente hoy?

—Buenos días, doctor. Igual, más de lo mismo. Los paros cardíacos no me dejan en paz. A veces siento que estoy en una batalla que nunca voy a ganar.

El médico le mostró su comprensión.

—La entiendo. Permítame revisarla. ¿Ha notado alguna mejora con el tratamiento?

Sin abandonar la angustia, la paciente mostró algo de esperanza.

—Un poco, al principio. Pero últimamente los episodios son cada vez más frecuentes. Es como si mi corazón estuviera en guerra con el resto de mi cuerpo.

Fiandra examinó los informes médicos y tomó notas en su cuaderno.

—Los tratamientos actuales, como la atropina, no están haciendo mucho por usted. A pesar de los esfuerzos, parece que su corazón sigue teniendo problemas para mantener un ritmo regular —dijo el médico a modo de explicación de lo que iba a plantearle.

—Entonces, ¿qué alternativas tengo? No puedo seguir así. No puedo vivir con el temor constante de un nuevo paro cardíaco.

Fiandra se sentó en su silla y pareció meditar durante un instante. Finalmente se volvió hacia ella con una expresión de resolución.

—Mire, estuve investigando sobre un dispositivo que podría ayudar. Se trata de un marcapaso implantable desarrollado en Suecia. La idea es que pueda mantener su ritmo cardíaco sin necesidad de estar conectada a una fuente externa. Esto es algo innovador y todavía está en pruebas.

—¿Marcapaso implantable? ¿Eso significa que podría vivir sin estar atada a un enchufe en la pared?

La señora Nacher se interesó vivamente. Eso abría el camino para que Fiandra siguiera adelante.

—Exactamente. El dispositivo se implanta en el cuerpo y funciona de manera autónoma. Pero debo advertirle que es un avance reciente. Aún no se ha probado en muchos pacientes.

La paciente reaccionó con temor.

—¿Y qué alternativas tengo si no me someto a esto? ¿Qué me ofrece en lugar de esta tortura diaria?

—Podemos intentar con un marcapaso convencional, que requiere estar conectado a una fuente externa. Pero entiendo que eso no es ideal para usted. Lo que le propongo es que consideremos seriamente el dispositivo implantable.

La señora Nacher le respondió que no podía seguir así, que estar conectada todo el tiempo era una tortura, y le preguntó al cardiólogo si realmente creía que iba a funcionar y si los riesgos eran razonables.

Fiandra se incorporó en la silla, buscando una cercanía que aumentara la confianza en su idea.

—Sé que es un desafío, pero he hablado con expertos y el potencial del marcapaso implantable es prometedor. Le garantizo que estamos haciendo todo lo posible para encontrar una solución que le brinde alivio.

—Si eso me da la oportunidad de tener una vida mejor, entonces estoy dispuesta a intentarlo. Es mi última esperanza.

Fiandra asintió con determinación. La conversación reflejaba la gravedad de la situación, pero la voluntad de ambos de buscar una solución también daba alguna esperanza.

—Voy a solicitar el dispositivo implantable. Estaré en contacto con el ingeniero en Suecia para asegurarme de que podamos obtenerlo lo antes posible.

Sin abandonar su ansiedad, la señora Nacher se levantó del asiento con algo de alivio. La resolución en el rostro de su médico mostraba el compromiso que tenía con ella.

La esperanza de un paciente

En la fría mañana del 8 de octubre de 1958, Arne Larsson despertó en un hospital de Estocolmo. El zumbido de las máquinas a su alrededor le resultaba ya familiar, pero ese día la atmósfera era diferente. Algo grande estaba por suceder.

Su cuerpo, castigado por años de desmayos y latidos erráticos, se encontraba al límite de lo soportable. Desde su juventud, el corazón de Arne había sido un enigma para los médicos. Primero lo consideraban taquicardia, luego bradicardia, pero siempre había una respuesta evasiva para la naturaleza exacta de su enfermedad. El corazón fallaba. Su vida pendía de un hilo, que él sentía romperse un poco con cada latido.

Sin embargo, ese día le ofrecía una posibilidad completamente nueva. Dos hombres de ciencia se cruzaban en su destino: el doctor Ake Senning, cirujano de reputación impecable, y Rune Elmqvist, un ingeniero cuya obsesión con los dispositivos médicos lo había llevado a crear un marcapaso implantable. Juntos, estaban a punto de intentar lo impensable: salvar la vida de Arne con una pequeña caja metálica; un dispositivo que, si funcionaba, cambiaría el curso de la medicina cardíaca para siempre.

En la sala de operaciones, todo estaba listo. El equipo quirúrgico rodeaba la mesa donde Arne estaba acostado, ya preparado para la intervención. Senning se ajustaba los guantes mientras su mente repasaba los pasos del procedimiento. Elmqvist, en una esquina de la sala, observaba con la concentración de un hombre que está a punto de poner a prueba años de trabajo. Entre sus manos sostenía la pequeña caja, el marcapaso recargable que él mismo había diseñado.

El dispositivo era un milagro en sí mismo. Pequeño, con cables delgados que se conectarían al corazón de Arne, prometía dar vida donde antes solo había incertidumbre. Pero, como todo experimento pionero, este no estaba exento de riesgos. A pesar de su seguridad en la operación, Senning sabía que la verdadera incertidumbre no residía en la cirugía, sino en el funcionamiento del marcapaso en el organismo, una vez implantado.

La incisión fue precisa, metódica, casi ritual. Abierta la cavidad torácica, Senning posicionó con delicadeza los electrodos en el corazón. Elmqvist observaba cada movimiento, anticipando el momento en que su creación finalmente demostraría su valor.

Cuando el dispositivo fue activado, el pulso de Arne, que hasta ese momento había sido errático y débil, comenzó a regularse.

—Está funcionando —dijo uno de los asistentes mirando el monitor que mostraba el ritmo cardíaco.

Senning asintió, pero no se permitió sonreír. Sabía que el verdadero test no era el pulso inmediato, sino la durabilidad del marcapaso. El éxito temporal de la cirugía solo se confirmaría si el dispositivo mantenía al corazón de Arne latiendo a un ritmo constante durante días, semanas, incluso meses.

Arne despertó horas más tarde. El dolor en el pecho era intenso, pero sentía también una especie de calma, un ritmo sostenido en el cuerpo que no había sentido en años. Lo primero que vio fue el rostro de Else-Mary, su esposa, quien lo miraba con unos ojos que querían esconder el temor.

—¿Cómo me veo? —preguntó con voz ronca.

—Parece que el marcapaso está funcionando —respondió ella con una sonrisa temblorosa. No quería ilusionarse demasiado, pero en ese momento todo parecía ir bien.

Durante las primeras horas, el dispositivo mantuvo estable el pulso de Arne. Cada latido generado por el pequeño artefacto dentro de su pecho era una victoria. Senning y Elmqvist se permitieron respirar aliviados, aunque sabían que el verdadero reto aún estaba por venir.

La tarde avanzó con normalidad. El equipo médico vigilaba de cerca los signos vitales de Arne, revisando los monitores que marcaban el ritmo regular de su corazón.

Todo indicaba que el marcapaso estaba cumpliendo su función. El éxito inicial de la intervención era innegable.

Sin embargo, al caer la noche, la situación cambió abruptamente. Los latidos del corazón de Arne comenzaron a mostrar irregularidades nuevamente. El ritmo, que hasta entonces había sido constante, se tornó errático, como si el dispositivo luchara por mantener el control. Los monitores mostraban un patrón caótico. Senning fue llamado de urgencia.

—El marcapaso está fallando —dijo uno de los médicos mientras ajustaba los cables del monitor, intentando asegurarse de que no se trataba de un error técnico.

Elmqvist, que había estado descansando en una sala cercana, llegó corriendo al quirófano. Sabía lo que estaba ocurriendo: la batería del marcapaso, la misma que había diseñado para durar semanas, se estaba agotando en cuestión de horas.

Senning intentó estabilizar a Arne utilizando el equipo de apoyo, pero la realidad era clara: el dispositivo había fallado. La pequeña caja metálica en la que habían depositado tantas esperanzas no había sido suficiente para mantener el corazón de Arne funcionando como era necesario.

—Tenemos que reemplazarlo —dijo Elmqvist con un tono de frustración apenas contenido, consciente de que el tiempo corría en contra.

Senning asintió y, con un gesto de determinación, ordenó preparar una segunda unidad de marcapaso.

El equipo quirúrgico volvió a movilizarse, esta vez con una tensión aún mayor. El primer dispositivo había funcionado unas pocas horas antes de fallar y no había garantía de que el segundo fuera más duradero.

La operación para retirar el primer marcapaso y colocar el segundo se realizó con la misma precisión que la primera. Debilitado por los fallos de su corazón y por la intervención reciente, Arne volvió a entrar en el quirófano. Esta vez, la esperanza era más débil, aunque aún persistía.

El segundo marcapaso fue implantado y, una vez más, el pulso de Arne se estabilizó. El equipo médico, exhausto pero determinado, controlaba los latidos como si cada uno fuera una pequeña batalla ganada. Durante los siguientes días el dispositivo funcionó correctamente, dando una nueva oportunidad de vida a Arne. La tragedia golpeó una semana después. El segundo marcapaso también comenzó a fallar. La batería no soportaba las demandas del cuerpo humano. Los latidos, que durante días habían sido constantes, comenzaron a desincronizarse. Justo cuando pensaba que su vida podía volver a la normalidad, Arne se desmayó en su casa.

Fue llevado de urgencia al hospital, pero esta vez el equipo no pudo implantar un tercer dispositivo de inmediato. Larsson quedó sin marcapaso, con un corazón que no funcionaba correctamente por sí mismo. Los médicos hicieron todo lo posible para estabilizarlo, pero las limitaciones técnicas eran demasiado grandes.

Ake Senning y Rune Elmqvist se reunieron en el laboratorio poco después del segundo fallo. Ambos sabían que su fracaso no era definitivo. El marcapaso había demostrado su potencial, aunque aún estaba lejos de ser una solución duradera. No era cuestión de si podrían perfeccionarlo, sino de cuándo lo lograrían.

—Estamos cerca —dijo Senning, aunque la decepción en su voz era evidente. Su mirada se cruzó con la de Elmqvist, quien asentía mientras revisaba los planos del dispositivo.

—Solo necesitamos una batería mejor —respondió el ingeniero con la mirada fija en su siguiente diseño.

Sabían que habían hecho historia, aunque no de la manera que esperaban. Los dos dispositivos implantados en el cuerpo de Arne Larsson habían fallado, pero habían abierto la puerta a un futuro en el que los corazones podrían volver a latir con la ayuda de la tecnología.

Malas noticias de Suecia

Estocolmo, 27 de julio de 1959

Estimado Orestes:

Cuando volví de mis vacaciones de verano encontré tu carta. Senning todavía está de vacaciones, por lo que no he podido hablar con él. De cualquier manera, sé de todos los pacientes a los cuales él ha implantado marcapaso. El pequeño marcapaso que en un caso fue implantado en la pared abdominal no funcionó. El aparato más grande, conectado a la corriente general, por el contrario, ha funcionado bien tanto en casos agudos (posoperatorios de comunicación interventricular) como en casos médicos. Ahora mismo tenemos un caso en el Servicio que ha estado con marcapaso por un mes. Es, por supuesto, importante conseguir un aparato que funcione sin estar conectado a la pared, pero el que ha sido probado hasta ahora no ha sido capaz de entregar un estímulo suficientemente intenso como para producir un impulso.

Nuevos aparatos están en construcción. Los electrodos son suturados a la pared ventricular (izquierda o derecha) y el ritmo ventricular será regulado por el marcapaso. Hay duda en cuanto a si existe la posibilidad de hacer esta operación en un caso de bloqueo aurículo-ventricular crónico. Si la etiología es una cardioesclerosis, probablemente no será de mucha ayuda. En los casos posoperatorios sería diferente, ya que el marcapaso se necesitaría por un corto período.

Mis saludos a tu familia y todos los amigos de Montevideo.

Bengt

Fiandra contemplaba la carta en silencio. El borde del papel, arrugado entre sus dedos, reflejaba el estado de sus pensamientos. Las palabras de Bengt, tan precisas en los detalles técnicos, eran incapaces de calmar la marea de dudas que lo invadían. Los intentos hasta el momento eran, en el mejor de los casos, incompletos. Aunque el sueco había hablado de ciertos éxitos, aquellos dispositivos que se mantenían conectados a la corriente externa no eran más que soluciones temporales, una cuerda frágil que sostenía la vida durante un período indeterminado.

Sabía que necesitaba algo más. No una solución que paliara lo urgente, sino una herramienta que permitiera a los pacientes crónicos vivir sin la sombra constante de un fallo.

Bengt detallaba cómo los pequeños marcapasos implantados fallaban rápidamente, como el que había sido colocado en la pared abdominal de un paciente y había dejado de funcionar en cuestión de horas. Los dispositivos grandes, alimentados por corriente externa, por otro lado, eran prometedores en situaciones posoperatorias, pero la conexión a una fuente de energía fija representaba un obstáculo insalvable para los casos de demanda permanente.

A pesar de estar entre las mismas paredes que lo habían acogido durante tantas horas de trabajo, en esos días el médico se sentía en un lugar desconocido. Su paciente no tenía la misma urgencia que otros; no era una cuestión de días, pero el peligro latente estaba ahí. Sabía que los marcapasos temporales no serían suficientes para ella. Necesitaba una solución definitiva, algo que no solo estabilizara su ritmo cardíaco, sino que le devolviera la posibilidad de una vida plena.

La tecnología en Europa avanzaba rápidamente, pero Fiandra no podía esperar a que las soluciones llegaran desde el otro lado del Atlántico. Los suecos trabajaban duro, con la colaboración de especialistas en cirugía cardíaca como Ake Senning y de ingenieros médicos de la talla de Rune Elmqvist.

En su carta, Bengt había mencionado casos en los que los marcapasos conectados a la corriente funcionaban bien en lo inmediato, pero no a más largo plazo. No obstante, existía una diferencia fundamental entre aquellos casos agudos y los casos médicos o crónicos, como el de su paciente en Montevideo. ¿Podría haber una solución que funcionara más allá de los primeros días? Bengt parecía no estar seguro.

Sentado en su despacho, Fiandra se sentía parte de algo grande. Era como si cada pequeño paso, cada carta recibida y cada intercambio con sus colegas europeos fuera una piedra que pavimentaba el camino de una revolución médica. Pero aún estaban lejos y el tiempo apremiaba.

Mientras esperaba respuestas más definitivas de Suecia, la angustia no lo dejaba descansar. Días después de recibir la carta de Bengt, Fiandra no pudo contener más la necesidad de actuar. Decidió establecer una comunicación radiotelefónica directa con Rune Elmqvist, el ingeniero detrás de los primeros intentos de marcapasos implantables.

Las interferencias constantes dificultaban la conversación. Cuando la voz de Elmqvist llegó finalmente nítida, Fiandra se sintió aliviado.

—¿Cómo están funcionando los últimos prototipos? —preguntó con ansiedad apenas disimulada en la curiosidad profesional. Sabía que los dispositivos en los que estaba trabajando Elmqvist representaban el futuro, pero también sabía que hasta ese momento todos habían fallado.

El ingeniero explicó, con su tono preciso y académico, que los primeros marcapasos implantados habían durado apenas unas horas. El principal problema seguía siendo el consumo excesivo de energía.

—El dispositivo se agota rápidamente —dijo Elmqvist. No tenemos una fuente de energía lo suficientemente eficiente.

A pesar de sus nervios, Fiandra no podía evitar sentir una extraña satisfacción. Había estado pensando en eso mismo durante semanas y el tema había sido motivo de conversaciones interminables con Elmqvist durante sus días en Estocolmo: los dispositivos que dependían de baterías convencionales no podían ofrecer una solución duradera.

—Creo que hay una manera de superar ese problema —sugirió con firmeza—. Podríamos usar acumuladores de níquel-cadmio, recargables por inducción. Serían mucho más eficientes.

El silencio al otro lado de la línea fue muy largo. Fiandra casi podía sentir la resistencia de Elmqvist a través de la estática. Finalmente, la voz del ingeniero sueco volvió, vacilante.

—Es un concepto interesante, Orestes, pero... la inducción tiene sus riesgos. Los efectos secundarios podrían ser imprevisibles. No estamos seguros de cómo el cuerpo reaccionaría a un campo magnético tan potente.

Fiandra sabía que había llegado a un punto crucial. El temor de Elmqvist no era infundado, pero la situación exigía audacia.

—Si aceptas mi sugerencia —dijo—, asumiré toda la responsabilidad. Mi paciente y yo correremos el riesgo. No podemos seguir esperando.

Hubo otra pausa. Esta vez, la tensión era palpable. Finalmente, Elmqvist le respondió:

—De acuerdo. Fabricaré el marcapaso según tus especificaciones, pero, Orestes, debes saber que las consecuencias son inciertas.

Fiandra no dudó ni por un segundo. Sabía que la incertidumbre era parte de toda innovación.

—Lo sé, Rune, pero estoy seguro de que esto es lo correcto.

Con la decisión tomada, ambos hombres sellaron el destino de lo que sería uno de los avances más grandes en la historia de la medicina cardíaca. El ingeniero sueco había aceptado crear un marcapaso según las especificaciones de Fiandra, un dispositivo que prometía cambiar la vida de su paciente y abrir una nueva era en el tratamiento de enfermedades cardíacas.

La creación del marcapaso implantable era inminente. Montevideo, una ciudad que jamás había estado en el centro de la atención médica mundial, se preparaba para ser escenario de un hecho trascendental.

Fiandra y su equipo sabían que, si todo salía bien, lo que estaban por hacer marcaría un hito, no solo en la vida de su paciente, sino en la historia de la cardiología. Estaban a punto de cruzar el umbral de lo posible. Sin embargo, el éxito no estaba garantizado y el camino hacia esa meta seguía siendo incierto.

Un remoto país en crisis

Aquel 3 de febrero de 1960, los uruguayos amanecieron como siempre, ocupados en los temas de su vida cotidiana. El Consejo de Gobierno había dispuesto un incremento significativo en el costo del metro cúbico de agua suministrada por OSE, que pasó de $ 0,16 a $ 0,65. El aumento generó preocupación entre la población, ya que afectaba directamente a los hogares y agravaba el malestar económico general, sumado al alza en el combustible.

A ello se agregaba la huelga de recolectores de basura, que había dejado Montevideo en un estado deplorable durante varios días, con los residuos acumulándose en las calles. La crisis económica también alcanzaba a la aerolínea nacional, Pluna, que nuevamente había reportado un déficit preocupante, añadiendo incertidumbre al panorama financiero del país.

El mundo vivía tiempos de extraordinaria volatilidad y cambio. La competencia entre Estados Unidos y la Unión Soviética en la carrera espacial seguía captando la atención del orbe.

Apenas tres años antes, en octubre de 1957, la URSS había lanzado el Sputnik 1, el primer satélite artificial en orbitar la Tierra, seguido en noviembre del mismo año por el Sputnik 2, que llevó a la perra Laika al espacio. En respuesta, en 1958 Estados Unidos lanzó el Vanguard 1, un satélite alimentado por energía solar que sigue en órbita hasta el día de hoy.

Ese mismo año, la NASA anotó otro éxito al poner en órbita el primer satélite de telecomunicaciones, el Score, utilizando un misil Atlas B. En 1959, los soviéticos alcanzaron nuevos hitos con el Luna 2, el primer objeto terrestre en impactar en el satélite, y Luna 3, que tomó las primeras imágenes de su cara oculta. En el contexto de la guerra fría, la carrera espacial se intensificaba y el mundo seguía de cerca cada logro tecnológico de ambas potencias.

A pesar de los contratiempos económicos, el ambiente festivo del carnaval era indisimulable. Montevideo se preparaba para el tradicional corso, el desfile de comparsas y murgas en la avenida 18 de Julio, encabezado por Mónica Castro, la flamante reina del Carnaval 1960. Las radios mantenían viva la expectativa del público transmitiendo adelantos de los repertorios de los principales conjuntos, mientras la población trataba de distraerse de la situación económica.

En el plano cultural, Uruguay también ofrecía excelencia. En Punta del Este, la reconocida pianista francesa Eliane Richepin, que estaba de vacaciones, se tomó un tiempo para ofrecer un concierto en homenaje a Chopin, cuyo 150 aniversario se celebraría el 1.º de marzo de ese año.

El día largamente esperado

Todo transcurrió con mucha rapidez. Orestes Fiandra se encontraba en la sala de operaciones, acompañado de Roberto Rubio y todo el equipo de instrumentistas. El tiempo parecía detenerse y casi se podía oír en cada latido y cada respiración. Las luces colgaban sobre el campo quirúrgico, arrojando un brillo irreal en los instrumentos, que relucían como si aquel día tuvieran mayor fulgor por la singularidad del acontecimiento. El aire estaba cargado de expectativa y nerviosismo.

Fiandra observaba la figura inmóvil de su paciente, ya sobre la mesa de operaciones. A sus treinta y seis años, estaba en el quirófano y bajo anestesia, con su vida pendiendo de un hilo. La operación debía ser realizada con la mayor precisión y sin margen de error. Cada movimiento debía estar calibrado con meticulosidad.

—Roberto, ¿está todo listo? La traqueotomía es crítica. Necesitamos actuar con rapidez —dijo Orestes sin poder disimular su ansiedad.

—Entendido, Orestes. Los equipos están preparados y el electrodo ya está listo para ser colocado tan pronto como abramos el pericardio. —La voz de Rubio puso un poco de calma en el quirófano.

Fiandra sentía el peso de la responsabilidad en cada uno de sus movimientos. La tecnología del marcapaso implantable era aún joven y experimental, pero los errores no eran una opción. Los equipos avanzados que podrían haber facilitado la tarea, como los desfibriladores y el masaje cardíaco externo, aún no estaban disponibles. Esta ausencia tensionaba el ambiente en la sala de operaciones, como si el tiempo fuera un adversario amenazante.

Fiandra practicó la traqueotomía con precisión, sabiendo que cualquier desliz podía tener consecuencias fatales. Al abrir la tráquea de la paciente, sintió el alivio de un paso completado, pero la presión era más intensa a medida que avanzaba al siguiente nivel de la operación.

—Voy a proceder con la apertura del pericardio. Mantené el área despejada.

La sala estaba sumida en un silencio apenas roto por el murmullo de las conversaciones técnicas y el sonido metálico de los instrumentos. La apertura del pericardio era un paso crítico. El corazón, ahora expuesto, se convertía en el foco de toda la atención del equipo. Fiandra sintió cómo la adrenalina lo impulsaba, mientras sus pensamientos se centraban en el ritmo del procedimiento, en el flujo de la sangre y en la vitalidad del órgano que tenía ante sus ojos.

Rubio anunció el siguiente procedimiento.

—Estamos listos para colocar el electrodo.

Fiandra asintió, sin quitar los ojos del área de operación. Manipular el electrodo con delicadeza era vital para asegurar que el marcapaso funcionara correctamente.

El dispositivo, de 52 milímetros de diámetro y 17 de espesor, debía ser implantado en la parte baja de la pared abdominal. El desafío no era solo colocar el marcapaso, sino hacerlo sin causar daño adicional a la paciente. El aparato debía conectar con el ventrículo izquierdo mediante un hilo conductor eléctrico, y el más mínimo error podía comprometer todo el procedimiento.

—El electrodo está en su lugar. Ahora, suturémoslo al ventrículo izquierdo. Necesitamos asegurarnos de que el marcapaso esté bien conectado y que el conductor eléctrico esté funcionando.

Aunque sabía que aún era demasiado pronto, Fiandra podía sentir el dulce aroma del éxito. Las palabras de Rubio lo confirmaban:

—Todo está en orden. La paciente parece estable. Vamos a continuar con la sutura y cerrar.

La operación avanzaba hacia su fase final, pero la precisión seguía siendo fundamental. Fiandra y Rubio se movían con una sinergia que reflejaba la experiencia y el entrenamiento compartido.

El marcapaso había sido implantado y el ventrículo izquierdo asegurado. Se cerró cuidadosamente la pared abdominal y la operación concluyó con una eficiencia que testimoniaba el trabajo en equipo y la destreza quirúrgica.

—Hemos terminado —dijo Fiandra, algo más relajado—. Ahora debemos esperar y monitorear la recuperación de la paciente, para ver cómo responde el marcapaso en las próximas semanas.

Con la operación concluida, Fiandra no podía evitar sentir el peso de la incertidumbre. Aunque el marcapaso había funcionado según lo previsto durante la cirugía, la verdadera prueba sería la respuesta del cuerpo de la señora Nacher ante la implantación del dispositivo.

En los días que siguieron, la paciente mostró signos de recuperación inicial, con un ritmo cardíaco más estable y menos paros. Sin embargo, los problemas surgieron con la ubicación del marcapaso en la pared abdominal. La necesidad de drenajes y curaciones frecuentes era una carga constante para ella, que continuaba luchando y mostrando una resiliencia que desafiaba las expectativas.

Cada visita a la sala de recuperación era una prueba. Fiandra sabía que la tecnología que usaba estaba en sus primeras etapas y que cada desafío presentaba una oportunidad para aprender y mejorar. La experiencia con la señora Nacher no solo había sido un hito en la historia de la medicina, sino también una lección en el duro proceso de la innovación médica.

Pero el destino le jugaría una mala pasada a la señora Nacher y, aunque su desenlace no tuvo relación con el marcapaso, también a Fiandra y Rubio. La paciente, que semanalmente debía recargar la batería del marcapaso por 12 horas, falleció nueve meses después de la operación, tras desarrollar una sepsis. La valentía de la paciente y el avance logrado con el implante perduran.

El día después

El aire de aquella mañana del 4 de febrero en Montevideo parecía más denso de lo habitual. Afuera, el bullicio del barrio Cordón apenas disimulaba la sensación de tensión contenida en el hospital. A las ocho en punto, el sol iluminaba los mosaicos de la entrada, como cada día, pero aquel no era un día cualquiera.

En la sala de recuperación, una paciente de 41 años respiraba al compás de un marcapaso recién implantado, uno que no necesitaba estar enchufado a la pared para mantener vivo su corazón. Orestes, aún con el peso de la noche sobre los hombros, cruzaba el pasillo en dirección a la sala. Se le notaba no solo el cansancio físico, sino una especie de recogimiento mental que lo mantenía absorto, como si estuviera dialogando en silencio con ese mismo marcapaso, ajustando en su mente cada latido para asegurarse de que la maquinaria invisible no fallara.

A su lado caminaba Roberto Rubio, el cirujano con el que había compartido la histórica intervención unas horas antes. Ambos llevaban batas arrugadas y ojeras profundas, pero también la certeza de que estaban haciendo historia.

Rubio, siempre más pragmático que Orestes, rompió el silencio mientras se aproximaban a la habitación.

—¿Y ahora qué sigue, Orestes? —preguntó, con la voz un poco rasposa por la falta de sueño, pero siempre inquisitiva.

Fiandra lo miró de reojo, como si estuviera regresando a la realidad. Se detuvo un momento antes de hablar, revisando mentalmente las variables que seguían en juego.

—Ahora..., ahora le enseño al hijo de la paciente cómo golpetear el pecho de su madre —dijo finalmente, con una tranquilidad que contrastaba con la magnitud de sus palabras.

Rubio lo miró con el ceño fruncido, sin entender del todo.

—Cuando el marcapaso falle, que lo hará alguna vez, hasta que logremos estabilizar el diseño, habrá que improvisar —continuó Fiandra, esta vez con un tono más grave, casi pedagógico. Levantó la mano derecha y la golpeó suavemente con el puño cerrado, como si marcara el compás del corazón que ellos mismos habían obligado a seguir otro ritmo.

—¿Golpearle el pecho? ¿En serio? —Rubio casi sonrió, incrédulo, pero conocía a su colega lo suficiente para no dudar de la lógica detrás de lo que decía.

—Sí. Un golpe preciso, en el lugar exacto. —Fiandra hizo una pausa, ensimismado—. En cierto modo, no es tan distinto a ajustar un circuito eléctrico. A veces un golpe es lo único que necesitás para reestablecer el flujo de corriente.

Rubio rio por lo bajo, pero la imagen del hijo de la paciente golpeando a su madre en el pecho lo inquietaba.

Fiandra se detuvo frente a la puerta de la sala y apoyó una mano sobre el marco. Los ruidos de los ventiladores llenaban el espacio con una música mecánica, como si ese sonido hubiera tomado el lugar de los latidos humanos.

—Arte y ciencia siempre han estado más cerca de lo que queremos admitir, Roberto. Lo que hicimos ayer, lo que logramos... —hizo una pausa—, es el comienzo. No lo es todo, pero es un comienzo.

El cirujano asintió en silencio. Sabía que Orestes estaba en lo cierto, pero también que la realidad era implacable. Había pacientes que no podían esperar y, en el fondo, los dos sabían que lo de la noche anterior no había sido un éxito absoluto. No todavía.

—No es el corazón artificial que soñamos, eso está claro —concedió Rubio finalmente, cambiando de tema—. Pero es un paso, tal vez más grande de lo que imaginamos.

Fiandra sonrió casi por reflejo. Rubio podía calmar la ansiedad que le causaba la ambición no cumplida.

Porque en la mente de Fiandra, el verdadero desafío era mucho más grande que un marcapaso.

—Creo que lo de ayer es solo el preámbulo —dijo Fiandra, observando cómo una enfermera ajustaba las máquinas al otro lado del vidrio—. La verdadera revolución será cuando podamos usar los propios tejidos del cuerpo para reparar el corazón. Y eso será menos invasivo que cualquier marcapaso o corazón artificial.

Rubio lo observó un momento, intentando comprender hasta dónde llegaban los sueños de su amigo.

—¿Te refieres a la cardiomioplastia? —preguntó, sabiendo la respuesta de antemano.

—Sí. ¿Sabés lo que es tomar un músculo de la espalda y convertirlo en corazón? —Fiandra sacudió la cabeza, como si esa idea fuera más que una posibilidad técnica. Para él era casi una cuestión filosófica—. Es como si estuviéramos enseñándole al cuerpo a salvarse a sí mismo.

El cirujano no respondió de inmediato. Conocía a Orestes desde hacía años y sabía que esa mezcla de ingeniero y médico era lo que lo hacía único, pero también tan complicado de entender. Fiandra no solo se preocupaba por reparar corazones enfermos, sino que soñaba con reprogramar la propia vida. Rubio lo respetaba, pero a veces se preguntaba si su amigo se daría cuenta de los límites.

—Es ambicioso, pero tiene sentido —dijo Rubio, casi para calmarlo—. Aunque dudo que la gente lo vea como lo haces tú. Al final, todos quieren solamente algo que funcione, que les mantenga el corazón latiendo sin preguntas técnicas ni filosóficas de por medio.

Fiandra asintió, pero creía que algo más profundo estaba en juego; que detrás de cada invención, detrás de cada avance había una búsqueda más íntima: la de darle al cuerpo humano la capacidad de resistir su propio desgaste, de burlarse de la fragilidad con la que había nacido.

El día avanzaba y el peso de la incertidumbre se hacía cada vez más palpable. Ambos médicos entraron en la sala y observaron a la paciente. El hijo estaba sentado a un costado, sus ojos fijos en los médicos.

Rubio lo saludó con una ligera inclinación de cabeza, mientras Fiandra se acercaba al joven.

—Voy a enseñarte algo importante —le dijo, con gravedad y calidez. Si el marcapaso llegara a fallar, y probablemente lo haga en algún momento, tendrás que saber cómo reanimar a tu madre hasta que podamos intervenir.

El joven asintió, confundido. No entendía del todo, pero sabía que debía prestar atención. Fiandra le mostró cómo golpear con el puño cerrado en el lugar preciso del pecho, midiendo la fuerza, el ángulo, la precisión. En ese momento, la vida y la muerte parecían colapsarse en un solo acto mecánico.

Esa mañana, ante miradas expectantes, Orestes Fiandra no solo había mostrado una técnica, sino una visión. Aunque sabía que aún había mucho camino por recorrer, también entendía que cada paso lo acercaba a ese punto en el que el corazón, por fin, pudiera latir sin dependencia externa.

Mientras salían de la sala, Rubio lo miró y, con un toque de humor negro, añadió:

—Orestes, si algún día haces que mi corazón lata con una cuerda de guitarra, prométeme que me dejarás al menos elegir la melodía.

Ambos rieron, por primera vez en lo que parecía una eternidad, conscientes de que, aunque aún faltaban muchos ensayos, aquella cuerda, como el corazón de la paciente, seguiría tocando su propia sinfonía. Al menos por un tiempo.

Un reconocimiento mundial... para los suecos

La versión ampliamente aceptada de que Suecia realizó el primer implante exitoso de un marcapaso se basa en la operación pionera que tuvo lugar el 8 de octubre de 1958.

En aquel procedimiento, el cirujano sueco Åke Senning y el inventor Rune Elmqvist colocaron el primer marcapaso completamente implantable en un paciente.

Fue un momento significativo en la historia de la medicina, ya que los marcapasos anteriores eran externos y requerían que el paciente estuviera conectado a un aparato grande. Sin embargo, aunque aquel primer implante fue innovador, el dispositivo inicial funcionó durante unas pocas horas antes de fallar.

Un segundo marcapaso se implantó poco después, pero también falló tras solo dos días.

El dispositivo implantado en Suecia utilizaba un sistema de batería recargable que no era confiable para un uso a largo plazo. Aunque los primeros esfuerzos suecos fueron un hito técnico, no duraron lo suficiente para considerarse verdaderamente exitosos en términos de funcionalidad a largo plazo.

Aquellos fracasos, aunque importantes para el desarrollo de la tecnología de los marcapasos, no lograron el éxito necesario para que el paciente sobreviviera durante meses o años.

Orestes Fiandra y Roberto Rubio realizaron una operación similar el 3 de febrero de 1960 en el sanatorio Casmu 1 de Montevideo. Esta operación se destaca porque el marcapaso que implantaron funcionó con éxito durante nueve meses, en los que proporcionó un ritmo cardíaco continuo y confiable para la paciente. Fue un gran logro en la tecnología de los marcapasos, ya que demostró por primera vez que el dispositivo podía funcionar durante un período prolongado en un entorno clínico. La paciente falleció por causas no relacionadas con la intervención.

La razón por la que a menudo se atribuye a Suecia el primer implante exitoso de un marcapaso, pese al fallo del dispositivo, se debe probablemente a la naturaleza innovadora del procedimiento y a la prominencia de la investigación médica sueca en aquel momento. En contraste, el éxito de Fiandra y Rubio fue algo subvalorado en el ámbito internacional, ya que Uruguay no tenía la misma visibilidad global en tecnología médica.

Por esta razón, durante décadas el implante sueco ha sido recordado como la primera cirugía de marcapaso, aunque el implantado en Uruguay fue el primero en proporcionar resultados duraderos.

Las técnicas de cardiología avanzaron gradualmente, pero la transición desde los prototipos rudimentarios hasta la producción en serie de marcapasos fue todo un reto. Los dispositivos, aunque innovadores, eran costosos, y en muchas ocasiones su fracaso dejó a los pacientes sin la esperanza de una solución viable.

Una gran frustración y un nuevo desafío

En el Hospital de Clínicas, el doctor Orestes Fiandra se encontraba en una encrucijada: la tecnología existía, pero estaba fuera del alcance económico de muchos pacientes. Conocido por su determinación inquebrantable y su sentido de justicia social, el médico observaba cómo las barreras económicas impedían a las personas acceder a tratamientos que podían salvarles la vida. Sus palabras expresaban la pasión por la equidad en la atención médica.

—La salud no puede ser un lujo para unos pocos —solía decir durante sus conferencias y charlas con colegas—. El hecho de que alguien muera porque no puede pagar un tratamiento es inaceptable.

Ese sentimiento de indignación personal era palpable en cada conversación que tenía sobre el tema, lo que reflejaba un compromiso genuino con la suerte de sus compatriotas.

Desde 1966 Fiandra venía trabajando en lo que luego se llamaría el Fondo Nacional de Recursos, una modalidad a través de la cual los pacientes, cualquiera fuera su condición social, podrían acceder a las técnicas quirúrgicas más caras. El proyecto se financiaría con una pequeña sobrecuota mensual que pagarían todos los afiliados al sistema mutual de asistencia médica, que funcionaba en Uruguay desde las primeras décadas del siglo XX. Por su parte, los pacientes que se atendían en los hospitales públicos accederían a las mismas técnicas y tratamientos, pero financiados por el Estado. El innovador proyecto debería aguardar algunos años para transformarse en ley y en una realidad.

Cuando se enteró de que en São Paulo se estaban produciendo marcapasos a un costo relativamente bajo, de unos trescientos dólares, se sintió esperanzado. Sin embargo, esa esperanza pronto se desvaneció porque los dispositivos resultaron defectuosos y no cumplían con las expectativas.

Fue ese fracaso el que catalizó su determinación de encontrar una solución local que reuniera economía con calidad, movido por la idea de que en Uruguay, a pesar de su tamaño, se podían producir dispositivos médicos de alta calidad.

La idea de fabricar marcapasos en el país surgió en una conversación con colegas y amigos. En una reunión en su oficina, mientras analizaban las dificultades de acceso a los marcapasos importados, Fiandra planteó una visión audaz. Recordó las palabras de don Juan Valerio, un paciente que solía ofrecer sabias reflexiones en sus consultas: «Lo que puede hacer el hijo de una madre, lo puede hacer el hijo de otra madre». La frase resonaba con fuerza en ese contexto. Para él, ese dicho abonaba la creencia en la capacidad de los uruguayos para enfrentar desafíos aparentemente insuperables.

El destino parecía siempre jugar a su favor. En los pasillos fríos del hospital, mientras observaba cómo los dispositivos importados mantenían con vida a unos pocos afortunados, Fiandra alimentó su idea de que la solución no estaba solo en la medicina, sino también en la manufactura.

«¿Cómo lograr que esto sea viable aquí, en Uruguay, y para todos?», se preguntaba constantemente. Sabía que lo que debía hacerse estaba más allá de los instrumentos quirúrgicos. Había que empezar en la fábrica, en la cadena de producción, en la invención.

A finales de los años sesenta, la cardiología en Uruguay experimentaba una revolución silenciosa. La llegada de los marcapasos implantables prometía transformar el tratamiento de enfermedades cardíacas, pero su elevado costo los mantenía inaccesibles para la mayoría de los ciudadanos. Fiandra era en aquel entonces un prominente miembro del Departamento de Cardiología del Hospital de Clínicas, por lo que tenía muchos pacientes cuyas patologías podían ser tratadas con aquellos dispositivos, pero motivos económicos les impedían acceder a ellos. La frustración de Fiandra era palpable y se reflejaba en cada rincón de su vida profesional y personal.

Fue en 1966, en Montevideo, cuando el doctor Dow Stryger, cardiólogo brasileño con una sólida formación académica, le reveló a Fiandra un dato inesperado: en el Instituto Dante Pazzanese de São Paulo, los doctores Decio Korman y Adibe Jatene estaban produciendo marcapasos a un costo significativamente menor. Aquello encendió en Fiandra una chispa de optimismo. Movido por una mezcla de determinación y esperanza, se puso en contacto con Korman y Jatene y así adquirió los marcapasos a un precio reducido.

Sin embargo, la euforia inicial se desvaneció cuando, tras un año de implantar los dispositivos brasileños, quedó en evidencia que fallaban en un porcentaje alarmante. La decepción fue un golpe duro para Fiandra y, por sugerencia de Stryger, decidió emprender la tarea de fabricar marcapasos en Uruguay.

El año 1969 no fue solo un período de cambio personal, sino también un tiempo de inestabilidad política y económica para el país. Uruguay se encontraba sumido en una crisis que llevó a muchos jóvenes a considerar la emigración en busca de un futuro más prometedor. La situación económica de Fiandra era precaria; de los ahorros familiares quedaban solo cinco mil dólares. Consciente de los riesgos, le presentó su idea a Élida.

—Élida, sé que esto es arriesgado —le dijo con una voz grave—, pero creo que podemos fabricar nuestros propios marcapasos y ayudar a muchas personas que ahora no tienen acceso a este tratamiento.

La mirada de su esposa lo decía todo.

—Sé que este camino está lleno de incertidumbres, pero confío en ti. Si creés que esto es lo correcto, estamos juntos en esto también.

Poco después, con la colaboración del técnico electrónico Luis Peña Umpiérrez, comenzó el desarrollo de un marcapaso transistorizado con un consumo de energía lo suficientemente bajo para funcionar con baterías de mercurio, las más avanzadas en aquel momento. El diseño involucraba componentes electrónicos incorporados en una pastilla de epoxi-resina cubierta de silicona.

Se necesitaron meses de estudios, ensayos y ajustes para perfeccionar el producto. Las noches se alargaban mientras Fiandra, Élida y Peña trabajaban en el consultorio, cada uno contribuyendo con sus habilidades para superar los desafíos que surgían.

Daoiz Pérez Fontana, tío de Fiandra e ingeniero agrónomo retirado, se convirtió en un aliado invaluable en el proceso. Dedicaba su tiempo a recorrer comercios en busca de materiales y ofrecía ideas innovadoras. En una conversación particularmente significativa, mientras revisaban las muestras de los primeros prototipos, Daoiz comentó con su tono pausado y reflexivo:

—Tito, has hecho un trabajo admirable. Estos pequeños detalles, aunque parecen insignificantes, pueden marcar la diferencia en el funcionamiento del marcapaso, y vos conocés el impacto de elegir adecuadamente cada componente.

El proceso también planteó desafíos inesperados, especialmente en la fabricación de los electrodos, una parte fundamental del dispositivo. La espira metálica, que debía ser perfectamente elaborada, se convirtió en un problema central. Fue el doctor Walter Espasandín quien tuvo la idea ingeniosa de utilizar una máquina de fabricar cuerdas de guitarra para crear las espiras. En una reunión clave, Espasandín expresó su optimismo de una manera que inspiró a todos los presentes.

—Si la maquinaria de cuerdas de guitarra puede producir las espiras con la precisión que necesitamos —dijo—, creo firmemente que este es el camino. En el peor de los casos, haremos ajustes y lo intentaremos de nuevo. Pero tenemos que intentarlo.

Fiandra y Peña Umpiérrez buscaron a un fabricante de cuerdas de guitarra en La Paz y encontraron a don Raimundo Mãe, un hombre mayor con una habilidad prodigiosa. En la primera reunión, Fiandra y Peña le mostraron el diseño del electrodo y le entregaron un rollo de alambre de Elgiloy, una aleación metálica especial.

—Don Raimundo, ¿podrá replicar esta espira? —preguntó Fiandra, tratando de ocultar su ansiedad.

Don Raimundo, con una sonrisa serena, respondió:

—Lo intentaré. Si todo va bien, tendré la espira lista en dos días.

Cuando don Raimundo completó el trabajo, Fiandra quedó impresionado con la calidad de la espira. No obstante, la preocupación por la posibilidad de perder al proveedor hizo que Fiandra observase cuidadosamente el proceso de fabricación. La muerte de don Raimundo, poco después de terminar el trabajo, decidió a Fiandra a comprar la máquina para asegurar la continuidad del proyecto.

La fabricación de los electrodos se convirtió en un esfuerzo familiar. Los domingos, la cocina de la casa se transformaba en un taller improvisado.

La madre de Élida y el tío Daoiz se unieron al esfuerzo, ayudando en el proceso de envainado de las espiras y su sellado con silicona adhesiva.

En 1969, con una firmeza casi palpable, Fiandra y su equipo comenzaron a organizar la producción local de marcapasos. La empresa, que nació de la necesidad y del deseo de proporcionar una solución accesible para todos, encontró sus primeras dificultades, pero también sus primeras victorias.

Finalmente, tras muchas pruebas y ajustes, el Centro de Cirugía Cardíaca (CCC) se estableció como una entidad sin fines de lucro dedicada a promover la cirugía cardíaca en Uruguay. Sin embargo, para avanzar con la fabricación de marcapasos, fue necesario formar una entidad comercial, y así nació el Centro de Construcción de Cardioestimuladores del Uruguay S.A., manteniendo la sigla.

El CCC se gestó en un rincón improbable del mundo y en un tiempo en que pocos creían que la innovación tecnológica pudiera salir de América Latina.

Fue una locura ambiciosa que parecía destinada al fracaso, al menos desde la perspectiva de los escépticos. Sin embargo, en aquellos años de grandes obstáculos y pocas certezas, Orestes Fiandra mantenía una visión clara: abastecer el mercado doméstico con cardioestimuladores accesibles para sus compatriotas, en lugar de depender de costosos dispositivos traídos de Estados Unidos y Suecia.

En la primera etapa, el papel del doctor Walter Espasandín fue crucial. Su habilidad para perfeccionar la técnica quirúrgica de implantación y su inquebrantable amistad con Fiandra fueron elementos fundamentales en el éxito del proyecto. En una conversación íntima en el consultorio, Espasandín le dijo:

—Lo que estamos haciendo aquí no solo es innovador, sino esencial para nuestro país. Los marcapasos pueden cambiar vidas, y tu determinación está haciendo posible que esto suceda aquí en Uruguay.

Fiandra le respondió con manifiesta gratitud:

—Walter, no podría haber hecho esto sin tu apoyo. Cada paso que damos, cada desafío que enfrentamos es un testimonio del trabajo en equipo y de la pasión por lo que hacemos.

En abril de 1970, los primeros marcapasos fabricados en Uruguay se implantaron con éxito. El reconocimiento internacional llegó en forma de una carta de Thomas A. Preston, codirector de la División de Cardiología del Harborview Medical Center, en Seattle.

En la carta, fechada el 8 de mayo, Preston comunicaba que el Fourth International Symposium on Cardiac Pacing, en Holanda, había destacado el trabajo innovador realizado en Uruguay. Este reconocimiento consolidó la posición de Uruguay en el panorama global de la cardiología y marcó un hito en la historia médica del país.

Orestes Fiandra, M.D.
Montevideo

Estimado Dr. Fiandra:

Muchas gracias por enviarme la separata de su reciente artículo. Como no soy muy bueno leyendo en español, lo estoy haciendo traducir. Espero que las cosas estén yendo bien en su trabajo.

Recientemente, en el Simposio Internacional sobre Estimulación Cardíaca en Holanda, mencioné que usted estaba trabajando con marcapasos en Uruguay y que incluso estaba produciendo sus propios dispositivos.

Me alegra mucho haber recibido noticias suyas nuevamente y espero que sigamos en contacto.

Thomas A. Preston M.D.
Codirector, División de Cardiología
Harborview Medical Center
Seattle, Washington

El ccc fue creado con el fin de aportar a la sociedad uruguaya un marcapaso menos costoso, que estuviera al alcance de toda la población. Al comienzo funcionó en la casa de la familia Fiandra en Punta Gorda, pero a medida que la demanda fue creciendo se fue expandiendo hacia las casas linderas, que fueron compradas por el doctor. En 1970, la fábrica uruguaya produjo su primer marcapaso, una hazaña que colocó a Uruguay en el mapa de la industria global, junto con las 34 fábricas existentes en el mundo en ese momento.

La convicción y determinación de su fundador llevó al ccc a convertirse en uno de los pocos fabricantes del mundo en usar baterías de litio, una tecnología que se convertiría en el estándar para los marcapasos. Los años siguientes fueron un torbellino de desafíos, innovaciones y pequeños triunfos que, uno a uno, iban construyendo la reputación de la empresa uruguaya como un proveedor tecnológico de excelencia.

La realidad que superó el sueño de un inventor

La primera gran prueba llegaría a fines de los setenta, cuando el CCC logró diseñar uno de los primeros marcapasos con energía nuclear, un avance enorme para el momento. La tecnología era tan avanzada que nadie esperaba que una pequeña compañía de Sudamérica pudiera producir algo así.

Tras décadas de trabajo, el CCC no solo abastecía el mercado local con cardioestimuladores, sino que se convertía en un proveedor global de dispositivos implantables para equipos de investigación biomédica. Lo que había comenzado como una idea loca se transformaba en una historia de éxito.

Orestes recordaría siempre la primera exportación. El contrato con un hospital en Brasil había sido el primero de su tipo, una prueba de que el CCC podía no solo fabricar tecnología médica, sino hacerlo con estándares internacionales. Las garantías que le pedían eran casi imposibles de cumplir, pero él y su equipo lo hicieron.

Años después, en una conferencia médica en Estocolmo, Fiandra fue abordado por un joven periodista del *New York Times*. El periodista, recién llegado al ámbito científico, buscaba historias que resonaran más allá de los detalles técnicos, y cuando vio el nombre de Uruguay en la lista de expositores no pudo evitar acercarse.

—Doctor Fiandra —dijo con una sonrisa cautelosa—, tengo que admitir que no esperaba encontrar una empresa uruguaya fabricando marcapasos de este nivel. ¿Cómo lo lograron? ¿Cómo se mantienen compitiendo contra gigantes como Medtronic o Boston Scientific?

Fiandra, que había dado decenas de conferencias sobre el tema, tomó un sorbo de su café y lo miró con orgullo.

—No competimos con ellos —dijo casi sin alzar la voz—. Simplemente hacemos las cosas mejor. Trabajamos más cerca del paciente, entendemos mejor sus necesidades. Eso es algo que las grandes corporaciones no pueden hacer tan fácilmente.

El periodista, algo sorprendido por la franqueza, esperó una explicación más técnica, pero Fiandra no ofreció más. Para él, era una verdad simple: la tecnología solo era útil cuando estaba al servicio de las personas.

El prestigio de los marcapasos uruguayos creció, con exportaciones a países lejanos como Rusia e India. Fiandra no solo celebraba el éxito comercial, sino también el impacto positivo en la vida de los pacientes.

—Lo que importa no es ganar dinero —solía reflexionar en las reuniones de la empresa—, sino hacer cosas que realmente beneficien a nuestros semejantes.

Esa perspectiva seguía guiando su trabajo, y su legado se construyó sobre la base de una combinación de audacia, innovación y humanidad.

Parecía lejano el año 1966, cuando Orestes decidió dar un paso decisivo hacia la autonomía profesional y Élida se convirtió en su socia incansable y permanente. El 16 de marzo de ese año, su consultorio independiente había comenzado a recibir pacientes.

El consultorio, en el barrio Cordón de Montevideo, se había convertido en un centro de referencia, no solo por la habilidad de Fiandra, sino también por el compromiso de su equipo. Rosita Perrone, una joven que vivía con la familia en la planta alta del edificio de lunes a viernes, se encargó de las tareas diarias y de hacer electrocardiogramas a domicilio. Su dedicación fue ejemplar hasta que se casó y le dejó el puesto a Susana Perrone, su prima, quien continuó con la misma eficiencia.

A lo largo de los años, la familia Fiandra fue rodeada de una red de colaboradores que, además de Susana Perrone, incluyó a Susana West, Violeta Sabanes, Manolita Telechea, Maruja De León, Gabriela Perrone, Luciana Cruz, Rosana González, Carlos Michele, Patricia Febles, Fernanda Vitureira, Teresa Vigna y Graciela Lorenzo, quien, con el apoyo de Fiandra, logró completar sus estudios de Medicina. También estaba Élida, directora de esa orquesta de cámara, que movía la batuta con arte e inteligencia para que su marido pudiera dedicarse de lleno a la atención de los pacientes y a sus investigaciones.

Cada una de estas colaboradoras aportó algo a la construcción de un equipo sólido. Susana Perrone, con su dedicación y habilidad, se convirtió en un pilar en el consultorio. Graciela Lorenzo, que había vivido con la familia Fiandra desde los 14 años, y su madre, Lucy, encontraron en el consultorio un hogar profesional y afectuoso.

Fiandra se convirtió en una figura de referencia. Su labor no se limitaba al consultorio; frecuentemente viajaba al interior del país para atender emergencias y consultas. Solía acompañarlo Élida y alguna vez lo hicieron Alicia y Alfredo. Aquellos viajes se convirtieron en una rutina agotadora, pero gratificante.

Entre mates y charlas nocturnas, enfrentaron el cansancio y las inclemencias del tiempo. En una ocasión, el sueño se apoderó de ellos y el auto se salió de la carretera, despertándolos bruscamente.

Vencer el escepticismo

Una tarde de otoño, mientras el viento arrastraba hojas secas por las veredas de la avenida General Paz, Fiandra recibió la visita de un antiguo colega de la Facultad, un médico con décadas de experiencia, cuya mirada escéptica reflejaba la incertidumbre de la época. Se reunieron en una oficina pequeña, donde los papeles sobre el escritorio mostraban los planos de los primeros cardioestimuladores. El visitante, inclinándose hacia la ventana, encendió un cigarrillo y exhaló lentamente el humo antes de hablar.

—Orestes, ¿en qué te has metido? —dijo el veterano médico, con una sonrisa no exenta de cierto grado de amonestación—. ¿Fabricar marcapasos en Uruguay? Bueno…, en principio parece una locura. Aquí no tenemos los recursos ni el mercado. ¿Cuántos pensás implantar?, ¿tres o cuatro al año?, ¿cinco, si tenés suerte?

Fiandra estaba acostumbrado ya a aquellos comentarios, de modo que no respondió de inmediato. Levantó la mirada hacia su amigo con un gesto de paciente determinación. Un gesto que venía cultivando desde sus días en Suecia, donde había tomado contacto con la tecnología, los avances y las fronteras de lo posible en la fabricación de marcapasos. Las experiencias en los laboratorios nórdicos le habían enseñado que los grandes avances no nacen del consenso, sino de la obstinación.

—No se trata de cuántos implante hoy —respondió con un tono firme pero cortés—. Se trata de cuántas vidas podremos salvar mañana.

El visitante lo miró en silencio por un momento y luego desvió la vista hacia la ventana, como buscando una salida a la conversación en los árboles que adornaban la calle. Sabía que no le resultaría fácil encontrar réplica para esa convicción.

El CCC había nacido de una necesidad: hacer accesible la tecnología que podía salvar vidas. Y aunque en los primeros años sus dispositivos eran primitivos —básicamente una combinación de un temporizador y un generador de pulsos—, lo importante era que funcionaban. Y eso, en un Uruguay donde la muerte prematura por fallos cardíacos era una realidad diaria, era suficiente.

Fiandra siguió hablando, sin esperar la respuesta de su colega.

—Cada marcapaso que fabricamos aquí es una victoria contra las probabilidades —agregó—. Esta pequeña fábrica, a pesar de sus modestos recursos, es un baluarte de ingenio. Mientras las grandes multinacionales de Estados Unidos y Europa gastan millones de dólares en investigación y dominan el mercado, acá rediseñamos, buscando reducir costos y aumentar la calidad y la eficiencia.

Cuando se despidieron, el visitante se detuvo en la puerta y, mientras apretaba la mano de Fiandra con afecto y reconocimiento, le dijo:

—Tal vez tengas razón. Después de todo, los uruguayos nos destacamos por nuestra capacidad para adaptarnos. Somos laboriosos y adaptativos.

—Exacto —concluyó Fiandra—. No tenemos que seguirles el ritmo a las grandes empresas extranjeras. Ellos dependen de una tecnología muy costosa. Nosotros, en cambio, de nuestro ingenio. Vamos a fabricar algo que nadie más puede hacer: algo accesible, algo que funcione y que la gente pueda pagar.

Médico de presidentes

Durante varios años, Fiandra también fue cardiólogo consultante para la Embajada de Alemania, donde atendía a sobrevivientes de campos de concentración. Esas consultas eran particularmente difíciles y le dejaban una profunda indignación y tristeza por las secuelas de las atrocidades sufridas.

Su prestigio no se limitaba a los pacientes comunes; también atendió a presidentes de la República, como Luis Batlle Berres (1947-1951). A pesar de ser un paciente algo rebelde respecto a las indicaciones médicas, Batlle Berres siempre encontró en Fiandra a un profesional confiable. En sus conversaciones, Élida descubrió facetas desconocidas del jefe de Estado y compartió con él momentos distendidos, incluyendo complicidades frente a las restricciones dietéticas que su esposo imponía.

Los años pasaron y Fiandra continuó siendo una figura clave en la medicina uruguaya. Desde sus inicios en 1953, cuando obtuvo su título de médico cirujano, hasta su papel como profesor de Cardiología y director del

Departamento de Cardiología del Hospital de Clínicas, su trayectoria fue de constante evolución y dedicación.

Sus hijos Daniel y Alfredo crecieron bajo su tutela y se convirtieron en médicos de renombre gracias a las enseñanzas y el ejemplo recibidos de su padre. Desde sus primeros años, Daniel y Alfredo fueron testigos de la pasión de Orestes por la medicina. A temprana edad asistían al Hospital de Clínicas para observar cirugías cardiovasculares y aprendieron a auscultar con precisión.

Un equipo diseñado por Fiandra y fabricado a su pedido en Inglaterra, que grababa sonidos cardíacos en discos magnéticos, se convirtió en una herramienta educativa esencial para sus hijos. En los tórridos veranos de Nueva Palmira, Orestes convocaba a la hora de la siesta a Alfredo y Daniel, por entonces estudiantes de Medicina, a escuchar los latidos grabados y a descifrar las patologías que revelaban. Con los años y a lo largo del ejercicio profesional, valorarían la enorme utilidad de aquellas lecciones aprendidas a orillas del Higueritas.

La vida de Orestes Fiandra, entre el consultorio y el hogar, era una mezcla de dedicación profesional y afecto familiar. Su historia es un testimonio de la pasión por la medicina, el compromiso con sus pacientes y la importancia de la familia en su trayectoria.

Un reconocimiento que demoró en llegar

Fiandra estaba en su despacho hojeando una pila de revistas médicas que habían llegado de Europa. Eran los mismos nombres de siempre: Åke Senning y Rune Elmqvist, los suecos, sus amigos y mentores. Los artículos estaban llenos de alabanzas por el primer marcapaso implantado. En cada uno había un reconocimiento al procedimiento pionero de 1958, pero apenas se mencionaban los problemas que enfrentaron, los fallos del dispositivo a las pocas horas y en el segundo intento a los dos días. Sin embargo, la versión seguía intacta: Suecia era la cuna del avance.

Orestes apretó las manos contra la mesa, con algo de frustración. Sabía cuánto les debía a los investigadores suecos y cuánto merecían un lugar destacado en la historia de la cardiología, pero no podía dejar de sentir que a esa historia le faltaba un hito del que él y Roberto Rubio fueron actores protagónicos.

Afuera se oían las campanas de una iglesia cercana, resonando con la misma monotonía con la que los artículos repetían la misma historia. Su marcapaso había mantenido viva a una mujer durante nueve meses, una vida sostenida por su propio pulso mecánico. Sin fallos, sin complicaciones... ni reconocimiento.

El ruido de la puerta lo sacó de sus pensamientos. Élida entró con paso suave, notando de inmediato el estado de ánimo de su marido. Sabía reconocer aquella frustración silenciosa, que se manifestaba en la rigidez de los hombros y en la manera de apretar los labios.

—¿Otra vez lo mismo? —preguntó con dulzura, acercándose a él y poniéndole una mano en el hombro.

Orestes levantó la vista y se dejó caer en el respaldo de la silla.

—Siempre lo mismo, Élida. Suecia, Suecia, Suecia... —respondió con un dejo de amargura, haciendo un gesto hacia las revistas apiladas—. ¿Qué es lo que no ven? ¿Qué más hace falta para que reconozcan lo que hicimos aquí?

—El reconocimiento no siempre llega en el momento que esperamos —dijo ella—. Tal vez nunca llegue de la forma que tú quisieras. Pero eso no significa que lo que hiciste no haya sido importante. La gente que importa, la gente a la que ayudaste, lo sabe.

—No es solo por mí. Es por todos nosotros, por el trabajo que pusimos, por lo que logramos. Sin embargo, es como si fuéramos invisibles para el resto del mundo.

Élida lo observó en silencio por unos segundos, permitiendo que esas palabras flotaran en el aire. Luego se levantó lentamente y se acercó a la ventana.

—¿Te acordás de lo que dijiste la noche después de la operación? —preguntó sin apartar la vista de la ventana—. Dijiste que no importaba si lo reconocían o no, porque habías hecho algo que cambiaría vidas.

—Cierto, pero ahora...

—Ahora te das cuenta de que cambiar vidas no siempre significa cambiar el mundo de inmediato —interrumpió ella, girándose para mirarlo—, pero lo cambiaste. Tal vez no con artículos en revistas extranjeras, pero aquí, en esta ciudad, en este país, cambiaste vidas. Y eso es lo que realmente importa.

Él no respondió de inmediato, pero algo en las palabras de su esposa le devolvió una pequeña chispa de calma. Se levantó de la silla, caminó hacia ella y se detuvo a su lado frente a la ventana. Allí estaban las mismas calles, los mismos árboles, la luz del sol sobre la amplia avenida y, más allá, el mismo Montevideo que había sido testigo de su hazaña unos pocos años atrás. Una ciudad que tal vez nunca vería su nombre en los titulares internacionales, pero que respiraba con un pulso que él mismo había ayudado a sostener.

—Quizás tengas razón —dijo finalmente, sin apartar la vista del horizonte—. Tal vez no lo hicimos por ellos.

—Lo hiciste por ella —respondió Élida refiriéndose a la paciente—. Y lo hiciste por todos los que vendrían después.

Orestes la miró y asintió. El reconocimiento internacional podía esperar.

El navegante

Fiandra siempre había sentido un llamado en las aguas del río, una afinidad profunda que comenzó en su infancia. En aquellos días de verano en *El Guigue,* cuando las tardes se alargaban y el calor era un abrazo constante, él y sus amigos se aventuraban en pequeñas embarcaciones improvisadas, navegando con la inocencia de quienes descubren el mundo, con las olas convertidas en cómplices de sus juegos.

Muchos años después, el niño de *El Guigue* había alcanzado el sueño de toda su vida: poseer una embarcación propia. El *Señuelo* fue su primer amor náutico, un velero que se convirtió en el centro de muchas vacaciones familiares. En la etapa turbulenta de la adolescencia, sus hijos encontraron en él una forma de entretenimiento y aventura, una inmensa sensación de libertad.

Pronto el *Señuelo* se vio sustituido por el *Clauval,* un crucero más grande y cómodo que se convirtió en fiel compañero de Fiandra en los viajes por el río Uruguay, el delta del Paraná y el río Negro. Pero antes de eso

Fiandra ya había conocido el placer de la navegación con una lancha que precedió incluso a la compra de su casa.

El río siempre fue un segundo hogar para Fiandra y su familia. La dársena del Higueritas, frente a su casa, albergaba tanto al *Clauval* como a la lancha. Bastaba cruzar la calle para embarcarse en nuevas aventuras.

Durante sus navegaciones por el arroyo Sauce, que marcaba el límite entre Colonia y Soriano, la familia se deleitaba con la diversidad de la fauna local. Garzas, picapalos, loros y torcazas adornaban las orillas, creando un espectáculo natural que hacía que cada viaje fuera una experiencia inolvidable.

—¡Mirá eso, Alfredo! —exclamaba Orestes, señalando un grupo de garzas en vuelo. Nunca te acostumbrás a la belleza de este lugar.

Alfredo, que había alcanzado un buen dominio del windsurf durante su adolescencia, dejó la tabla y la vela en el galpón durante muchos años, pero más tarde retomaría la práctica gracias a la insistencia de su hijo Martín. El *Clauval,* siempre amarrado frente a la casa, se convirtió en escenario de numerosas aventuras. La familia pasaba horas explorando el arroyo y, en ocasiones, cuando el paseo se volvía complicado, encontraba refugio bajo los árboles para disfrutar de una merienda.

Cada viernes de Semana Santa, los Fiandra emprendían una excursión a un barranco en el arroyo, donde recogían marcela (planta aromática que luego distribuían entre amigos), como manda la tradición. La presencia de Alejandro, un viejo amigo de Fiandra y el único habitante en la región, era una constante en sus visitas. Siempre aparecía desde la distancia, saludando con entusiasmo, como si el paso del *Clauval* fuera un breve paréntesis en su perpetua soledad.

Los amigos de Montevideo solían unirse a ellos en sus andanzas. El doctor Roberto López Soto y Norma, su esposa, así como el doctor Mario Tornaría y Perlita, y el doctor José Radice y Violeta compartieron con la familia Fiandra numerosas escapadas por los ríos. Las veladas junto al agua se convirtieron en un ritual, un espacio donde el tiempo y las preocupaciones parecían desvanecerse en la inmensidad del horizonte.

—¿Te acordás de aquella vez en que nos atrapó la tormenta en el río Negro? —preguntó Tornaría mientras ajustaba su chaleco salvavidas.

—Claro —respondió Orestes con una sonrisa de picardía—. Es un milagro que estemos aquí para recordarlo.

El menos aficionado a la navegación era Daniel. Aunque tenía el *brevet* para pilotar barcos, su interés era mínimo. Alfredo, por el contrario, compartió la pasión con entusiasmo.

Una tarde de enero, la familia decidió emprender una excursión sin Orestes, que se recuperaba de una fiebre alta. Daniel y Alfredo tomaron la lancha, mientras su padre permanecía en casa. En medio de una maniobra de esquí, el motor de la lancha perdió una tapa y se descontroló. Al caer al agua, Alfredo vio cómo la lancha avanzaba sin rumbo y, en un intento por evitar el desastre, se zambulló bajo el casco. El impacto del motor en su brazo fue inevitable. Afortunadamente, los pasajeros de una embarcación cercana intervinieron y lograron detener la lancha, evitando una tragedia.

El joven fue llevado al Hospital de Nueva Palmira, donde le cosieron la herida. El incidente fue una lección sobre la fragilidad de la aventura y la importancia de la preparación y la prudencia.

Uno de los momentos más felices en la vida de Orestes fue la reapertura del río San Juan a la navegación. Este río, una joya natural, había sido cerrado en 1972 por el presidente de facto Aparicio Méndez, tras un incidente con jóvenes argentinos. Fiandra, con la ayuda de su amigo argentino Poggi, logró persuadir al presidente Julio María Sanguinetti para que levantara la restricción. Cuando la democracia regresó a Uruguay, en 1985, se permitió nuevamente navegar por el San Juan.

Los argentinos organizaron una caravana de embarcaciones que partió desde Buenos Aires y se unió al festejo en el río. El *Clauval,* con Fiandra, Élida, Alfredo y el Negro Yoane a bordo, se unió a la celebración, que continuó hasta el amanecer con un bullicio de alegría y camaradería.

La navegación era para Fiandra mucho más que una afición; era una forma de vida, un espacio de conexión profunda con su familia y con la naturaleza. Cada viaje, cada tormenta enfrentada y cada momento de calma en el agua construyeron una historia rica en experiencias compartidas, desafíos superados y recuerdos imborrables. La casa de Nueva Palmira, el *Clauval* y cada rincón del río eran testigos silenciosos de una vida vivida con intensidad, en la que cada ola contaba una historia y cada atardecer, un recuerdo.

Las vacaciones en Nueva Palmira eran una celebración constante. Abarcaban los primeros quince días de enero, la Semana de Carnaval y la Semana Santa, y se extendían a las vacaciones de invierno y primavera.

Durante su infancia, los hijos de Fiandra se dedicaban a prácticas de tiro al blanco utilizando una pistola de aire comprimido. Los campos alrededor de la casa, desprovistos de vecinos, eran el escenario perfecto para aquellos ejercicios.

Las excursiones de caza, bajo la guía del tío Ataúlfo, llevaron a la familia a campos de Chá, donde las perdices eran abundantes. Alicia, que durante las salidas de caza prefería conducir la camioneta, no mostraba interés en el tiro, mientras que Élida sorprendía con su puntería. Las perdices eran desplumadas por Yoane en el lugar y luego limpiadas en la casa de Fiandra, junto con alguna que otra liebre que llegaba a la cocina.

La casa de Nueva Palmira sigue en pie, un monumento silencioso a los días pasados.

La lección del Mercedes

Orestes Fiandra tuvo tres hijos: Daniel Orestes, Héctor Alfredo y Alicia Teresa. Daniel, el mayor, nació el 3 de marzo de 1954; Alfredo llegó al mundo el 9 de noviembre de 1955 y Alicia completó la familia el 6 de setiembre de 1957.

Los dos varones siguieron los pasos de su padre en la medicina, mientras que Alicia optó por la veterinaria y, con el tiempo, se convirtió en la directora de la fábrica de marcapasos que su padre había fundado en 1969.

Pero la búsqueda de su propia vocación llevó a los hijos de Orestes por caminos sorprendentes, signados incluso por el azar, por el devenir que el destino les deparó a pequeños accidentes familiares, como el de Daniel con el viejo Mercedes Benz de su padre.

El auto era mucho más que un vehículo; era un símbolo de la vida que Orestes Fiandra había construido con esfuerzo. No era el lujo lo que definía ese Mercedes, sino su peso en la vida de Orestes. Sin embargo, para Daniel, su hijo mayor, aquel coche grande y robusto era una ventana desde la cual podía asomarse a la vida adulta, un objeto cargado de promesas de autonomía y acción.

Con solo catorce años, las barreras entre lo que se puede y no se puede, se debe y no se debe hacer le resultaban difusas, moldeadas más por el deseo que por la razón. Aquella tarde, Daniel había observado el Mercedes en silencio. No había nadie cerca. Mientras Orestes terminaba alguna tarea en su estudio, el adolescente sintió la tentación de probar esa máquina portentosa, de alcanzar, aunque más no fuera por un instante, la libertad que el coche prometía.

Había visto manejar a su padre decenas de veces: el suave giro de la llave, el rugido contenido del motor, los movimientos precisos del volante. Todo parecía tan simple, tan natural que, sin pensarlo demasiado, se subió al asiento del conductor. El cuero crujió bajo su peso y, en ese breve momento de quietud antes de la acción, sintió el vértigo por anticipado. Era la primera vez que se sentaba allí para manejar y sintió que el mundo se veía diferente.

Giró la llave y el motor cobró vida con un rugido violento que rompió la tranquilidad de la tarde. El coche avanzó bruscamente. Daniel intentó frenarlo, pero no sabía cómo. Su mente, llena de imágenes del padre controlando con destreza aquella máquina, se nubló en el instante en que la realidad se presentó de manera abrumadora. El Mercedes se abalanzó sobre el portón del garaje con una fuerza que Daniel no había previsto. Al crujido del metal le siguió un golpe seco, cuando la carrocería se abolló contra la columna del patio.

Todo quedó en silencio. Daniel, con las manos todavía aferradas al volante, estaba congelado en su lugar, incapaz de procesar lo que acababa de suceder. El motor seguía en marcha, pero el coche estaba detenido, atrapado entre los escombros del portón roto y la columna. El desastre era evidente, pero la verdadera magnitud de su error la comprendió al oír los pasos rápidos de su padre acercándose desde la casa.

Orestes vio de inmediato lo que había ocurrido. Su primera reacción no fue de ira, aunque todo en la escena parecía justificarla: el Mercedes abollado, el portón destrozado y su hijo, pálido como un fantasma, inmóvil en el asiento del conductor.

Respiró hondo, como quien se prepara para enfrentar una crisis. Los años de trabajar como médico le habían enseñado a mantener la calma en los momentos más tensos, a posponer la emoción en favor de la razón. Se acercó al coche con pasos firmes, abrió la puerta y, sin apartar los ojos del rostro de Daniel, dijo:

—Apagá el motor.

La voz de Orestes era controlada, baja pero firme. Daniel obedeció. El rugido del motor se extinguió, pero el aire seguía tan denso como antes. Orestes se agachó un poco para ver mejor a su hijo.

—Papá, lo siento mucho, no quise hacerlo —logró decir finalmente Daniel, con una voz quebrada por el temor.

Orestes lo observó en silencio durante unos segundos que para Daniel parecieron eternos. Finalmente, habló.

—No voy a castigarte, pero tendrás que pagar por esto —dijo con un tono que no admitía réplica. Trabajarás en mi consultorio hasta que puedas cubrir el costo de los daños.

Daniel asintió, sin atreverse a mirar al padre directamente. Sabía que el castigo podía haber sido mucho peor, aunque, de algún modo, lo que Orestes le había impuesto parecía incluso más severo. Trabajar en el consultorio no era una tarea cualquiera, y el muchacho, aunque aún no lo sabía, estaba a punto de embarcarse en una experiencia que cambiaría su vida.

Daniel cumplió con su castigo y, una vez que pagó con su trabajo el arreglo del auto, continuó trabajando en el consultorio. Un pequeño accidente doméstico, fruto del ímpetu adolescente, le abrió las puertas a su vocación de médico.

El don heredado del padre

Orestes Fiandra solía decir que la medicina es una noble profesión que, para ser desempeñada dignamente, exige adquirir conocimientos científicos firmes, renovarlos y actualizarlos permanentemente. Citaba a menudo a William Osler: «El valor de la experiencia no es ver mucho, sino ver con inteligencia».

En su consultorio, enseñaba a sus hijos y a sus estudiantes que el paciente es un ser humano que acude en busca de ayuda. Cada caso, sea grave o simple, debía ser considerado con seriedad y compasión.

—Recuerden siempre que la medicina no es solo una ciencia; es también un arte, que requiere ver más allá de los síntomas y entender al paciente como un todo.

Un día, mientras él y Daniel atendían a un paciente, un hombre mayor con la mirada cansada pero agradecida tomó la mano de Daniel y le dijo:

—Joven, usted tiene el don de su padre. No lo desperdicie.

Sorprendido por las palabras del paciente, Daniel miró a su padre, quien asintió con una sonrisa.

—La medicina es una responsabilidad, Daniel. No solo curamos cuerpos; también tocamos vidas.

Por entonces, Fiandra y Élida no imaginaban que aún tendrían que atravesar uno de los momentos más dramáticos de su vida. En 2001, Daniel enfermó de cáncer.

—Tengo un tumor maligno en la amígdala —les informó a sus padres una calurosa tarde de febrero. Se produjo un prolongado silencio. Luego, Orestes le preguntó cuáles eran los pasos que entendía más convenientes. Respetuoso y con un nudo en la garganta, escuchó a Daniel.

—La semana que viene me opero y luego analizaré el tratamiento posterior — respondió.

—Está muy bien, hijo —comentó Fiandra, le apretó el hombro y le dio una palmada cariñosa en la mejilla.

Élida lo abrazó y no pudo contener las lágrimas.

—Todo saldrá bien, mamá —la tranquilizó Daniel y se marchó.

Orestes consoló largo rato a su mujer. Él mismo sentía ganas de llorar, pero pudo contener las lágrimas que apenas se asomaron a sus ojos.

Daniel fue operado por primera vez en Montevideo y, luego, con sus padres viajó a Nueva York al Sloan Kettering Cancer Center. Allí se enteraron que debía ser sometido a una segunda cirugía. La intervención fue exitosa. Luego vendrían la radioterapia y varios viajes más a Nueva York, para consultar a los médicos.

Orestes sufría mucho por su hijo. Una vez más, Élida, con su inquebrantable fe cristiana, fue el sostén de su marido. En aquellos días y en más de una ocasión, Orestes se hizo muchas preguntas sin hallar respuestas. Él, que había dedicado su vida a salvar otras vidas, ahora sentía la impotencia de no poder curar a su propio hijo.

Alfredo, el segundo hijo, también siguió los pasos de su padre. Como Orestes, es un referente de la cardiología en Uruguay.

Alicia fue siempre una amante de la investigación y la ciencia. Comenzó estudiando Veterinaria, pero luego se hizo cargo del CCC, donde su trabajo no solo continuó el legado de Orestes, sino que lo expandió al llevar la innovación médica a nuevas fronteras.

Daniel, Alfredo y Alicia llevan consigo las enseñanzas de su padre, que aplican y transmiten a las nuevas generaciones de profesionales.

Orestes Fiandra dejó una huella imborrable en la vida de sus hijos y de la medicina. Su historia es un recordatorio de que la verdadera grandeza no reside solo en los logros profesionales, sino en la capacidad de llegar al corazón de las personas y ayudarlas a sanar.

En una de sus últimas conversaciones con Alfredo, Orestes le dijo:

—La medicina es un viaje interminable. Siempre habrá algo nuevo que aprender, un paciente que necesite nuestra ayuda. Pero nunca olvides que, en el fondo, somos seres humanos ayudando a otros seres humanos. Esa es la verdadera esencia de nuestra profesión.

En esos días les decía a sus hijos:

—He tenido una vida plena. He visto el sufrimiento y la alegría, la desesperación y la esperanza. Y en cada momento he tratado de ser un buen médico y un mejor ser humano.

El abuelo Tito

Era una tarde de marzo, una de esas en que el aire de la rambla en Carrasco parece detenerse, como si la brisa misma supiera que los recuerdos están flotando, buscando un rincón donde asentarse. El sol caía oblicuo sobre la casa de Élida, esa mujer de pasos discretos pero firmes que había sido el centro de una familia marcada por la inteligencia tranquila y la curiosidad insaciable de Tito, el doctor Fiandra. Sus nietos, una tropa de ocho: Gonzalo, Paula, Lucía, Patricia, Martín, Alejandro, Florencia y Lucas, se habían reunido allí esa tarde, en ese refugio frente al mar donde cada rincón guardaba una historia y cada historia comenzaba con el abuelo.

Gonzalo, el nieto mayor, ahora con cuarenta años, rompió el silencio mientras observaba el mar: «El abuelo siempre tenía una sonrisa, aunque, cuando algo no salía como esperaba, se enojaba de verdad». Lucía, sentada a su lado, lo interrumpió: «Pero no le duraba mucho. Enseguida estaba de vuelta con esa sonrisa suya. Era así: una especie de equilibrio entre la paciencia y la energía interminable».

Martín, más callado, dejó que el silencio se asentara antes de aportar su recuerdo: «Es verdad, nunca lo vi quieto, salvo cuando se sentaba a ver el informativo. Ahí parecía que todo en el mundo se detenía también. Pero, fuera de eso, siempre estaba haciendo algo, arreglando una radio o dándole cuerda a su pasión por la electrónica».

La imagen de Tito inclinado sobre alguna máquina desarmada y rodeado de nietos curiosos apareció ante todos como una postal compartida. La casa en Punta Gorda era su taller, y los nietos sabían que cualquier cosa rota, desde un juguete hasta un aparato complicado, sería reparada por las manos incansables del abuelo.

Alejandro sonrió: «El abuelo era el que todo lo arreglaba: bicicletas, radios, lo que fuera. Pero cuando llegaron la computación, el celular y el DVD..., bueno, ahí lo perdimos un poco. El teléfono sonaba cada dos por tres: "¿Me destrabás la impresora?", "¿Adónde se fue el archivo que estaba escribiendo?". Era increíble verlo aprender todo de nuevo a sus años».

Florencia, la más soñadora del grupo, con los ojos brillando en el recuerdo, lanzó suavemente al aire su evocación: «Me acuerdo de los atardeceres en Nueva Palmira. Los dos, él y la abuela, sentados tomando mate, viendo el sol desaparecer sobre el río. A veces me sentaba en el piso junto a ellos, sin decir nada, solo mirando. Parecían inmortales». La sombra de esa inmortalidad, esa imagen del abuelo casi como una figura inquebrantable, resonaba en todos ellos, hasta el más pequeño, Lucas, de apenas siete años, que no entendía qué significaba la palabra *ausencia.*

Pero Tito no era solo la figura paternal y omnipresente; también era un hombre de profundas convicciones. «Defensor de lo nacional», como recordaron entre risas cuando alguien mencionó cómo les insistía en no comprar cosas importadas. «Le gustaba todo menos la sopa», acotó Patricia, haciendo que todos rieran al unísono. «Era un capitán», dijeron a coro, recordando cómo se convertía en el líder indiscutible a bordo del *Clauval,* ese barco que navegaba las aguas de Nueva Palmira como si fueran el escenario de una aventura interminable.

—¿Recordás las lecciones de inglés con la abuela? —preguntó Paula de pronto, mirando a Gonzalo con complicidad.

—Claro, ¿cómo olvidarlas? Cuando cumplió 85 años decidió que tenía que mejorar su inglés. ¡Horas practicando! La abuela se sumó solo porque ya había olvidado lo que sabía de joven, pero esas sesiones eran memorables —respondió Gonzalo, su voz cargada de una nostalgia ligera, sin la pesadez del adiós definitivo.

Esa tarde en la casa de Carrasco, rodeados de fotografías y cartas, el recuerdo de Tito parecía latente en cada conversación. Su presencia, tan palpable, se filtraba en anécdotas pequeñas, en los gestos cotidianos, como cuando enviaba a cada nieto una carta en su cumpleaños, con unas líneas de su puño y letra, acompañando el inevitable sobre con dinero. «Comprate lo que quieras», solía decirles, aunque lo más valioso no estaba en los billetes, sino en esas palabras escritas con cariño y dedicación.

—Me enseñó a pensar —dijo Lucía, rompiendo de nuevo el silencio—. No era solo la ciencia o la medicina. Te hacía razonar, sobre todo. Y luego, claro, te tomaba examen. «Ahora me lo explicás vos», decía, y no había escapatoria.

La complicidad entre el abuelo Tito y sus nietos era evidente, pero se notaba especialmente con Gonzalo, quien pasó dos veranos enteros ordenando su inmensa biblioteca. «Me pasaba horas entre libros y revistas, como si estuviera descifrando los enigmas del abuelo», recordó Gonzalo. Y en aquellos momentos el vínculo entre ellos parecía más fuerte que cualquier lazo de sangre: era una transferencia de conocimiento, de valores, de una curiosidad infinita por el mundo.

Tito, inquieto y curioso hasta el final, había bajado el ritmo en sus últimos años. «Bajó un cambio», como dijo Alejandro, pero nunca dejó de ser el abuelo incansable, siempre con un proyecto entre manos, siempre con una sonrisa o una palabra amable, siempre listo para compartir una última enseñanza.

La cosecha de una larga siembra

Orestes Fiandra se había erguido frente a la fragilidad de lo posible, no como un hombre que desafía al destino con arrogancia, sino como alguien que comprendía que el valor de una vida no está en sus triunfos, sino en la tenacidad con que persigue la perfección en lo cotidiano. Lo sabían bien quienes alguna vez habían estrechado su mano, aquellas manos que con la misma precisión que sostenían el bisturí, trazaban el destino de la cardiología en Uruguay, en un rincón del mundo que pocos asociaban con la ciencia de vanguardia.

«¿Cómo lo lograste, Tito?», le preguntaron más de una vez, no solo en los pasillos de los hospitales, sino en la mesa familiar, donde la conversación a menudo oscilaba entre la complejidad de los electrocardiogramas y la simplicidad de una tarde de domingo en la playa. Tito, como lo llamaban todos, esbozaba una sonrisa, como si las respuestas no fueran nunca definitivas. «Es solo trabajo», respondía. Pero detrás de esas palabras había un mundo de noches en vela, de largos viajes en tren hasta Montevideo, de jornadas interminables entre pacientes y proyectos inacabados.

Había quienes decían que Fiandra había dejado una impronta que sería difícil de superar. Sin embargo, él jamás lo reconoció. Concebía la medicina como una sucesión de pequeñas victorias que, sumadas, formaban algo más grande que él mismo.

—Uno no es el genio que lo cambia todo —le comentó una vez a su colega el doctor Sanguinetti mientras caminaban por el hospital, en medio de una conversación que, como tantas otras, tocaba los bordes de lo trascendente—. El genio es quien, a pesar de todo, sigue.

Sanguinetti sabía que Tito siempre miraba más allá, como si sus verdaderas ambiciones se encontraran en un horizonte que él nunca llegaría a ver.

—Y a vos, Tito, ¿qué horizonte te queda por conquistar?

La pregunta quedó flotando en el aire, porque para Orestes no se trataba de conquistar nada, sino de construir una senda que otros pudieran seguir. Sabía que sus manos ya no podrían sostener el bisturí mucho más tiempo. No obstante, había plantado lo suficiente para que su legado creciera en el trabajo de otros.

Esas semillas estaban por todas partes. En su primer libro, que había escrito tres décadas antes y que, ya al final de su vida, apenas tuvo tiempo de corregir para la segunda edición, que apareció unos días después de su muerte. No vio el resultado final, pero eso parecía importarle poco. «Lo importante no es el libro, sino el conocimiento que queda», murmuraba a su esposa Élida en las últimas noches, mientras observaban las estrellas desde el jardín de su casa en Punta Gorda, como si el cielo sobre ellos fuera una metáfora de lo que realmente significaba su vida: constelaciones dispersas de saber, de legado, que iluminarían las generaciones futuras.

El vacío que dejó en su familia fue grande, pero no desolador. Élida, sus hijos y nietos sabían que habían compartido la vida con un hombre que nunca dejó de avanzar, un conductor incansable que no cedió ante las dificultades y que les dejó un espejo en el cual podían mirarse.

Un mes antes de morir, el 20 de marzo de 2011, Tito recibió una noticia que iluminó su semblante ya cansado. Había nacido su primer bisnieto, Juan Pedro. «Gonzalo me ha hecho bisabuelo», dijo con una sonrisa que a duras penas escondía su emoción, mientras acariciaba el suave cuero del sillón en el que había pasado tantas horas de lectura, rodeado de revistas médicas y fotografías familiares.

Conocer al pequeño le dio una última chispa de vida.

—¿Sabés? —le dijo a Élida—, es curioso... Pensé que vería el final de todo esto, pero ahora me doy cuenta de que apenas es el principio.

La fragilidad del momento, combinada con la inmensa satisfacción que le dio tener a Juan Pedro en sus brazos, lo llenó de una paz que parecía resignarse al paso del tiempo.

Los premios, los reconocimientos de sus colegas uruguayos y del resto del mundo, pero principalmente el de sus alumnos y pacientes, habían completado el círculo. Cada cosa había llegado a la vida de Orestes a su tiempo, como si quisiera decirle a su temperamento emprendedor e inquieto que hay límites y esperas no deseados.

Epílogo

Uno de los momentos más significativos de la carrera de Fiandra ocurrió en 1986, durante el First Inter-American Cardiac Symposium, en Río de Janeiro. Allí fue invitado a una sesión especial sobre la historia de la estimulación cardíaca. Al concluir la presentación de su experiencia sobre la primera implantación de un marcapaso en las Américas, se le acercó el doctor Seymour Furman, destacado cardiólogo y presidente del Comité Histórico de la North American Society of Pacing and Electrophysiology (NASPE).

—Estoy convencido —le dijo Furman— de que la implantación que realizaron en Montevideo en 1960 no solo fue la primera en América, sino la primera del mundo.

Esa afirmación fue confirmada por Furman en una carta posterior, de 1997, donde aclaró que el implante realizado en Suecia en 1958 había fracasado.

El comentario de Furman le otorgó a Fiandra un lugar aún más destacado en la historia de la cardiología.

En 1980, luego de 14 años, Orestes Fiandra vio concretado, a través de una ley, su proyecto de crear un fondo nacional que financiara las técnicas de diagnóstico, cirugías cardíacas complejas y de alto costo, así como las operaciones de prótesis de cadera para todos los ciudadanos, sin importar su condición económica. De esta forma, Uruguay creó un sistema similar al que se aplica desde la década de 1960 en Suecia. Nacía el Fondo Nacional de Recursos, que hoy no solo financia procedimientos médicos y técnicas complejas de última generación, sino también tratamientos y medicamentos de altísimo costo.

Orestes Fiandra murió el 22 de abril de 2011. Complicaciones luego de un accidente doméstico terminaron con la vida de un gran médico que dedicó sus días a investigar y crear nuevas técnicas cardiológicas. Por entonces estaba estudiando e investigando una cura para el cáncer. Tenía 89 años.

Sus hijos Alfredo y Daniel recogieron el legado de su padre. Están al frente de la Clínica Fiandra y también dirigen el Instituto de Cirugía Cardíaca de Montevideo, donde se utilizan y aplican las modernas técnicas cardiológicas que Orestes creó o ayudó a desarrollar.

La era de los inventos en la familia Fiandra no terminó con Orestes. En 2012, Daniel creó un tratamiento para la estenosis uretral, mínimamente invasivo, ambulatorio y con alta tasa de éxito.

Todo surgió de forma accidental, cuando él mismo sufrió una estrechez de uretra secundaria a un traumatismo por una sonda vesical. Desde entonces, hace ya 12 años, junto con un urólogo uruguayo, lo aplican con muy buenos resultados.

El primer trabajo científico lo presentaron en el Comité Americano de Urología (CAU). Luego el tratamiento fue aprobado por la FDA. Para aprender la técnica han viajado a Uruguay urólogos de Argentina, Chile e incluso de Estados Unidos.

Hasta el momento, ambos médicos han resuelto casos de pacientes de Argentina, Brasil, Ecuador y Venezuela, además de Uruguay.

Si bien es una patología que habitualmente se presenta en hombres, han atendido a varias mujeres. Además, asistieron a un niño de cuatro años que nació con estenosis crónica y hoy lleva una vida normal. Es el primer niño en haber recibido este tratamiento en el mundo.

El CCC fue vendido en 2014 a una empresa estadounidense fabricante de dispositivos electrónicos implantables que durante años había sido su cliente.

Élida, nacida en 1926, transcurre sus días en su apartamento de Carrasco, donde la visitan con frecuencia sus tres hijos, sus ocho nietos y sus diez bisnietos. El paso de los años le ha ido menguando las fuerzas y ha tenido que dejar de pintar flores y paisajes al óleo, pasatiempos en los que invertía muchas horas luego de la muerte de Orestes. En el año 2014 se le debió implantar un marcapaso de los que diseñó su marido seis décadas atrás, lo que le ha permitido llegar al presente con buena calidad de vida. Las historias y recuerdos junto a Tito, como sigue llamando a su marido, son recurrentes en su conversación. Ella y Fiandra compartieron 66 años de vida y escribieron juntos una historia cuyo argumento fue formar una familia en el amor y ayudar a sanar al prójimo. Lo lograron. Llegaron directo al corazón de muchas personas en el mundo.

Fotos y documentos

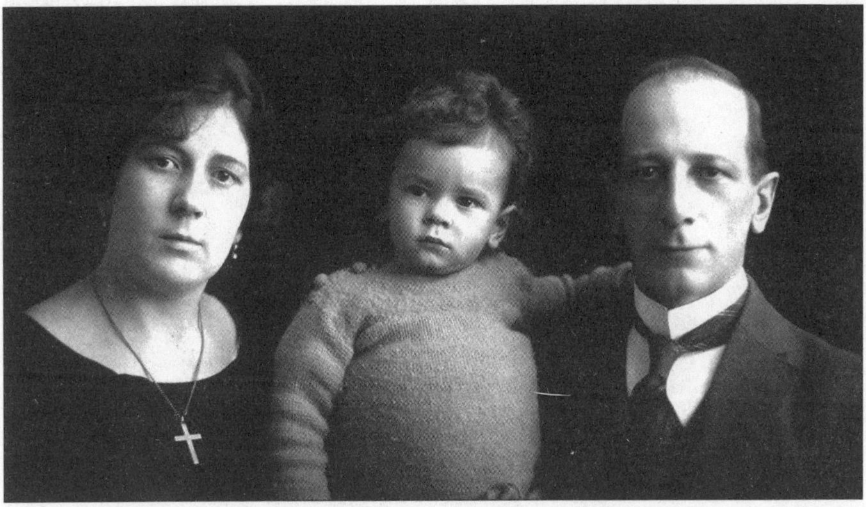

Orestes Fiandra junto a sus padres,
Orestes Juan Fiandra y Teresa Cuculic

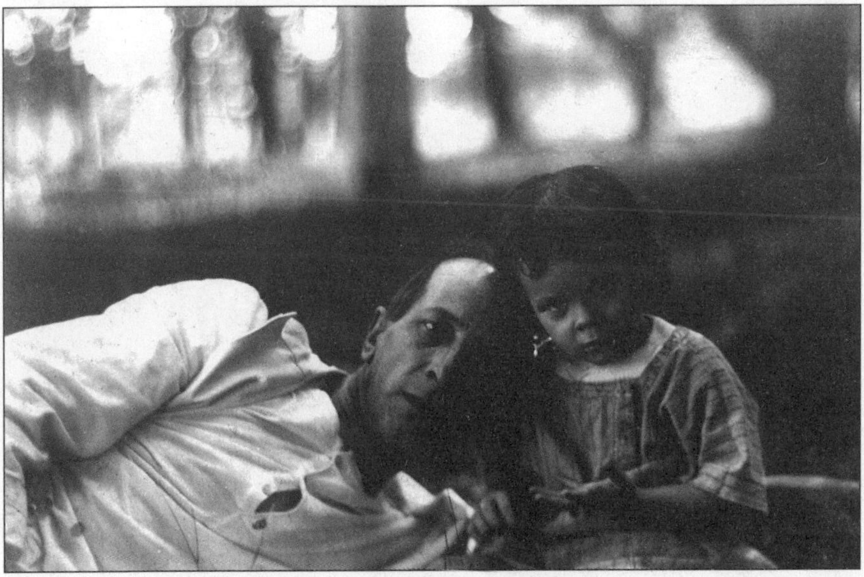

1923, padre e hijo

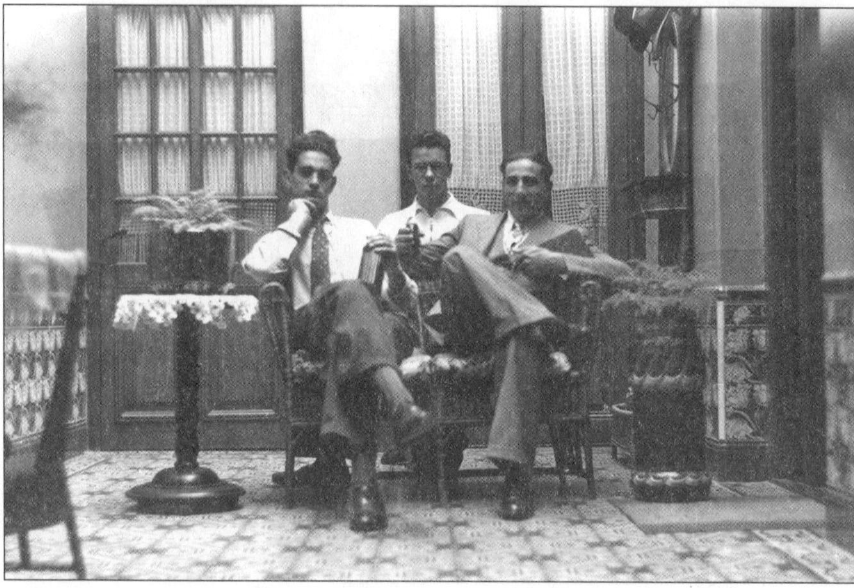

Tiempos de estudiante en la casa del Cordón:
Juan Carlos Cuculic, Orestes Fiandra y Enríque Rodríguez

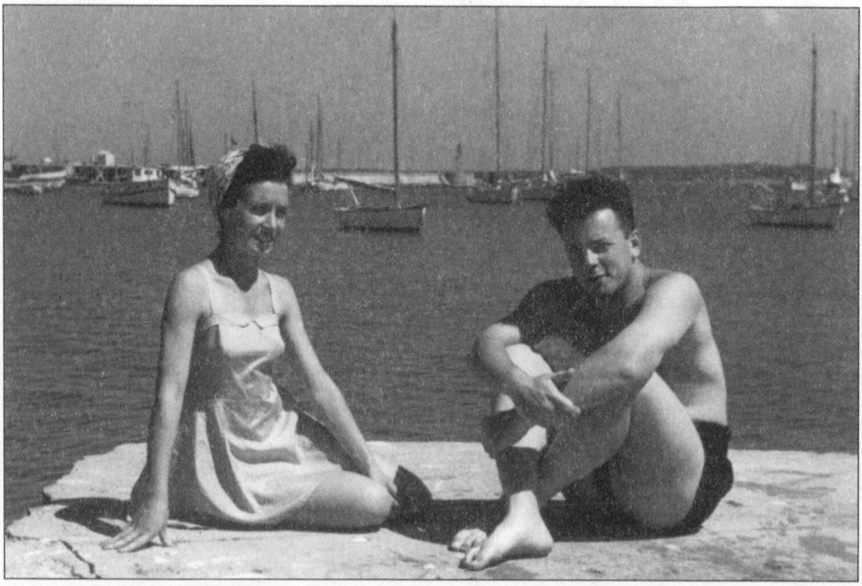

Élida y Orestes en Punta del Este,
una historia de amor que duraría para siempre

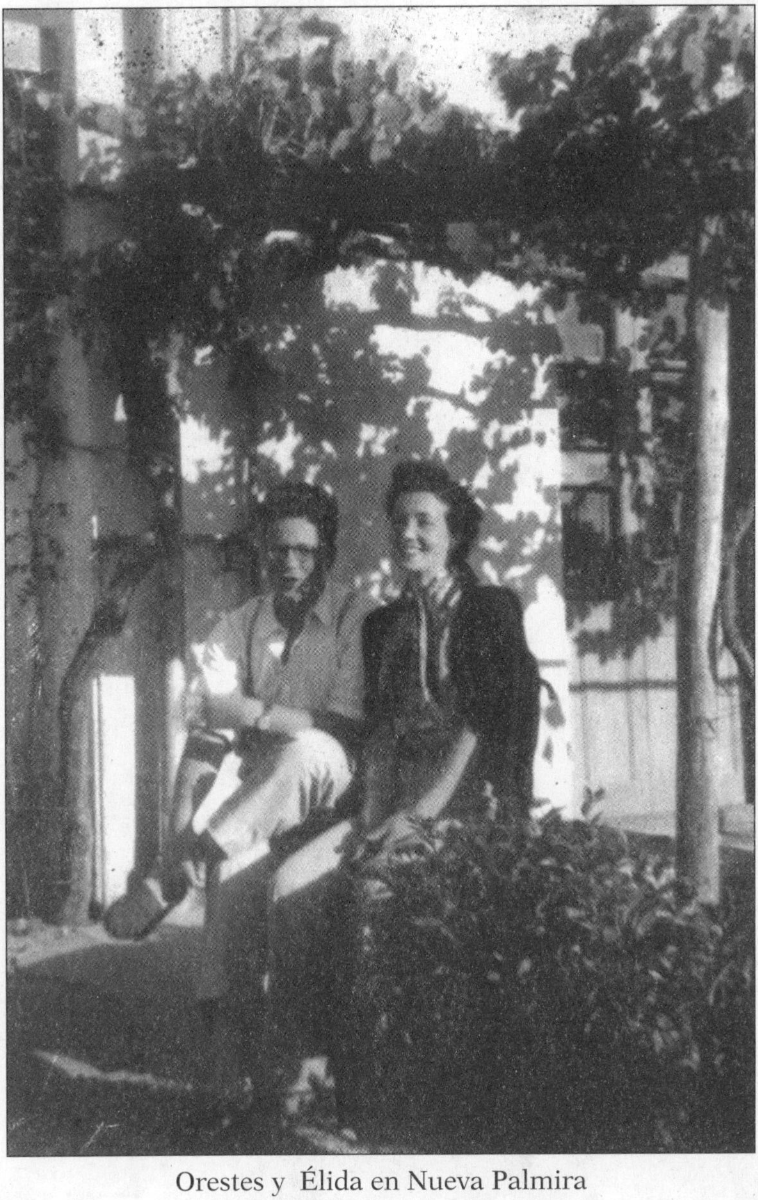

Orestes y Élida en Nueva Palmira

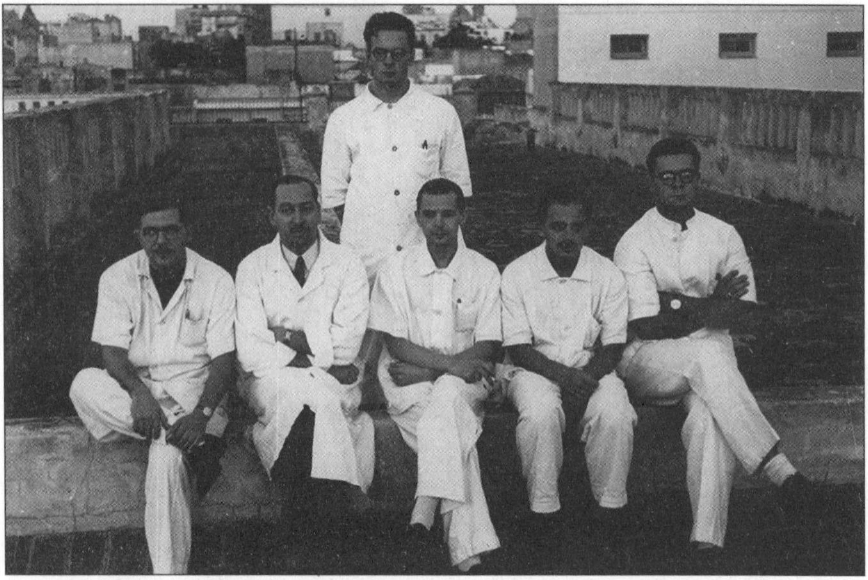

Jóvenes médicos. Gandós, Bonnecarrere, Navarro, Scherschener y Rico Pena. Detrás de pie, Fiandra

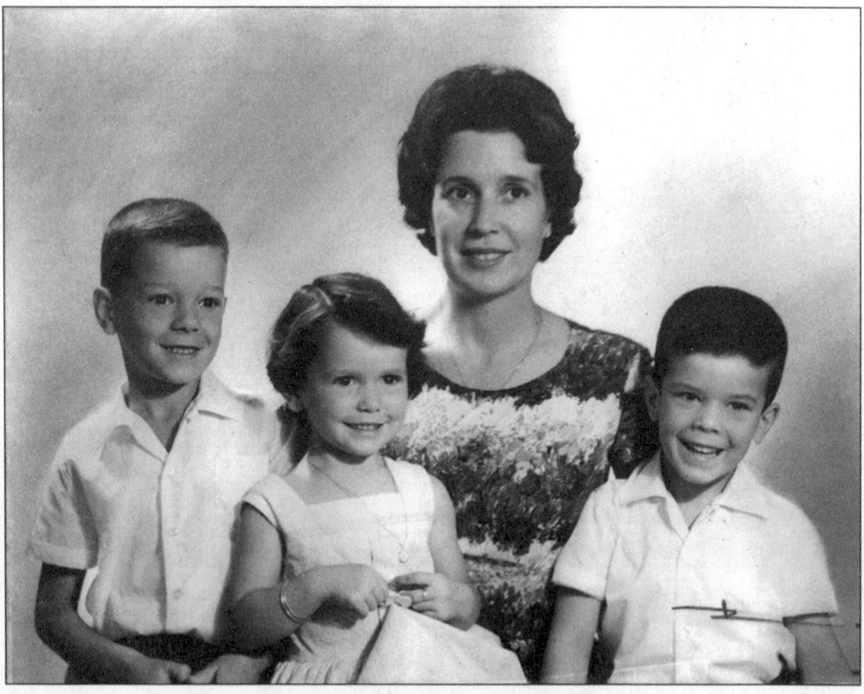

Élida con sus tres hijos: Daniel, Alicia y Alfredo

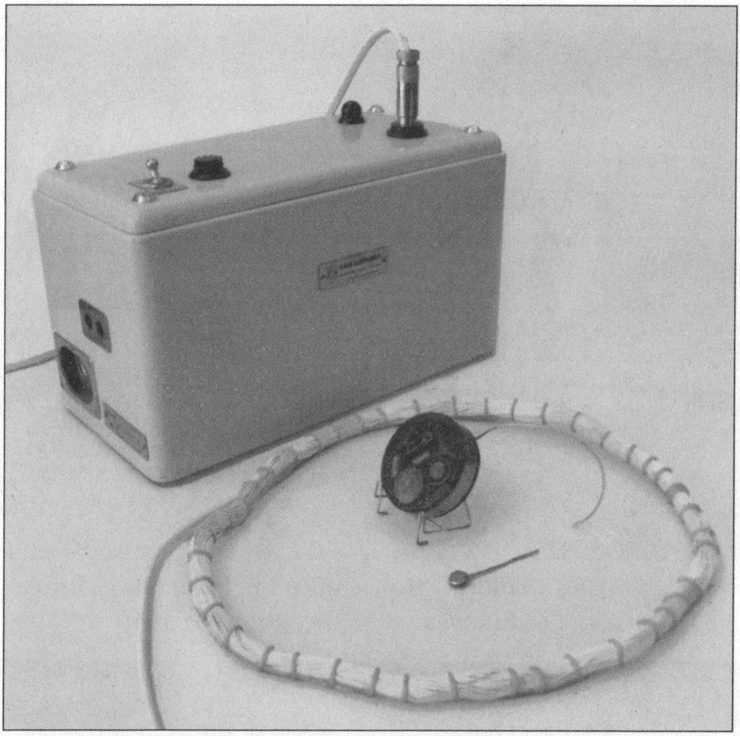

El primer marcapaso y su cargador

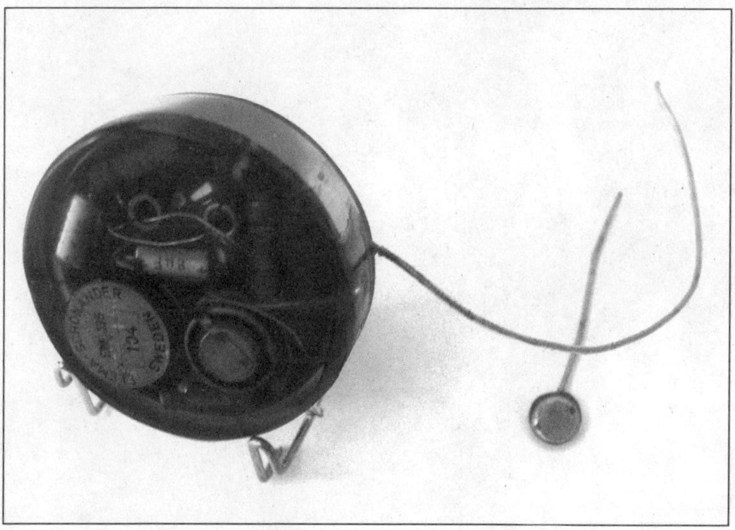

El primer marcapaso que se impantó con éxito
en el mundo. Fue en Uruguay en 1960

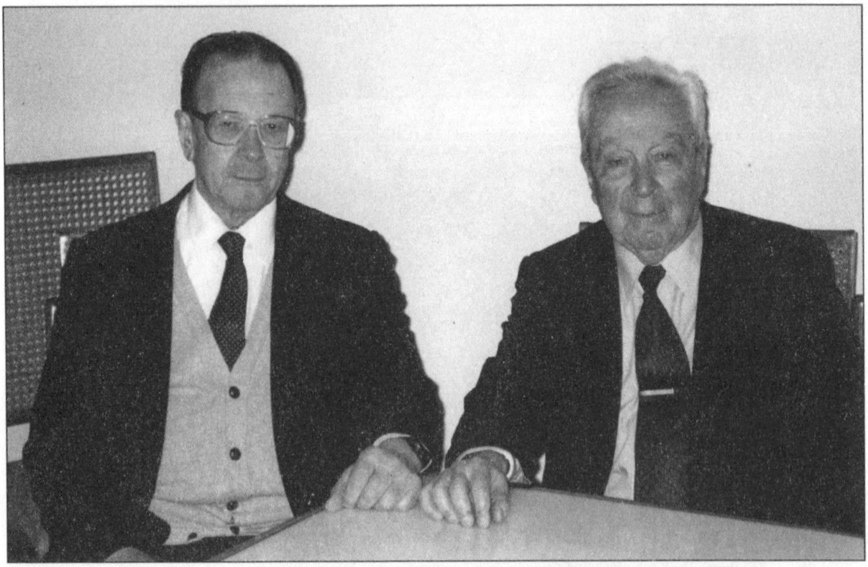

Orestes Fiandra y Roberto Rubio, artífices del hito cardiológico del 3 de febrero de 1960

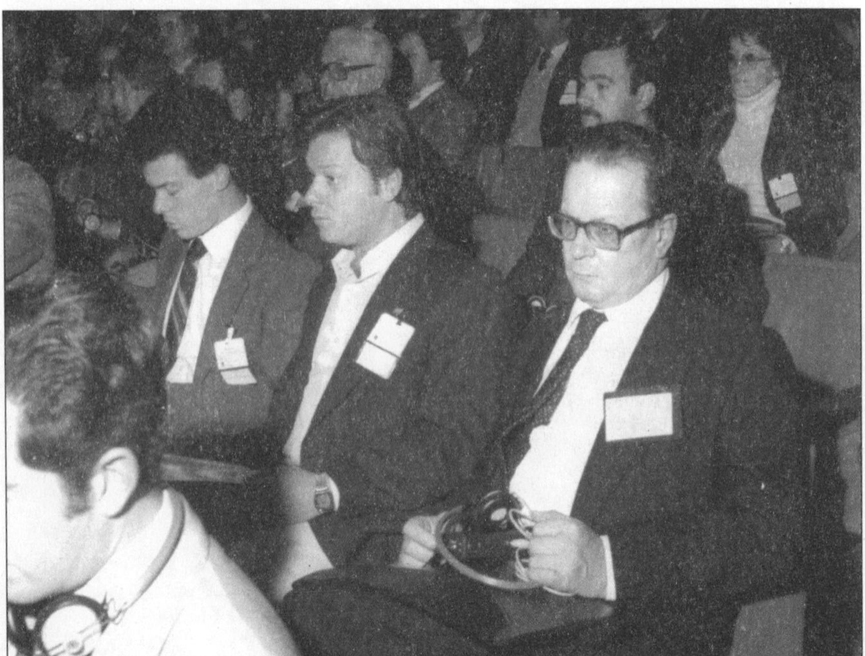

Orestes Fiandra y sus hijos Alfredo y Daniel en un congreso internacional de cardiología

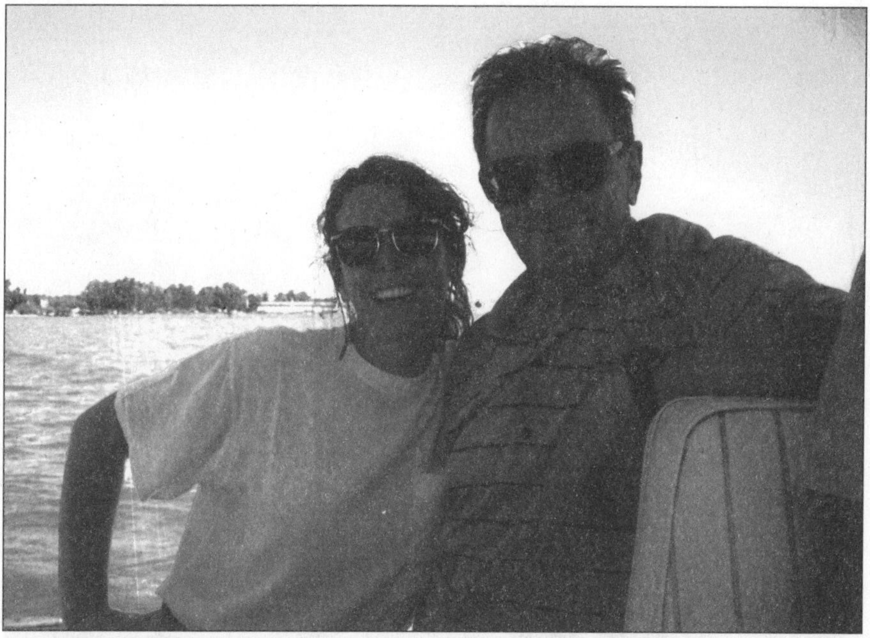

Orestes Fiandra y su hija Alicia a bordo del *Clauval* en Nueva Palmira

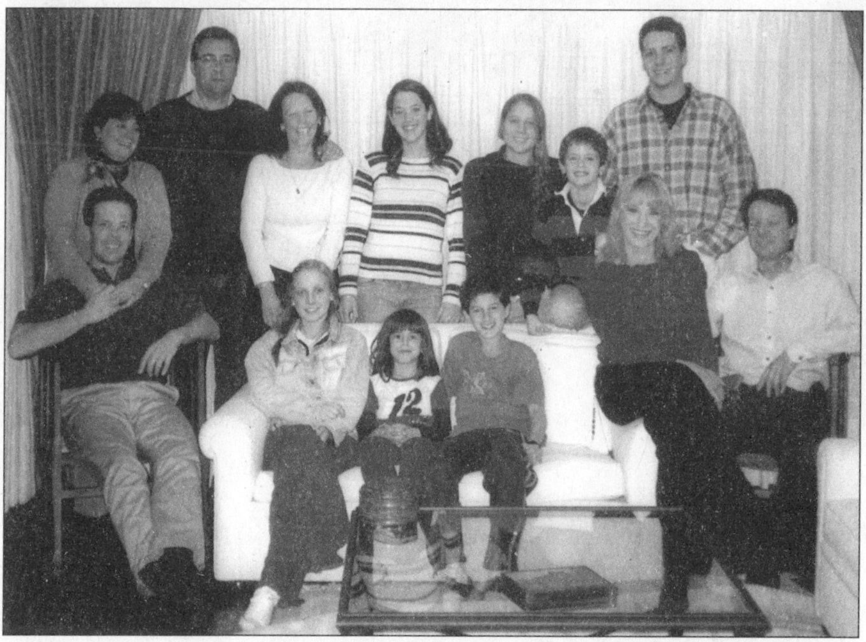

Hijos y nietos de Orestes y Élida en la casa de Punta Gorda

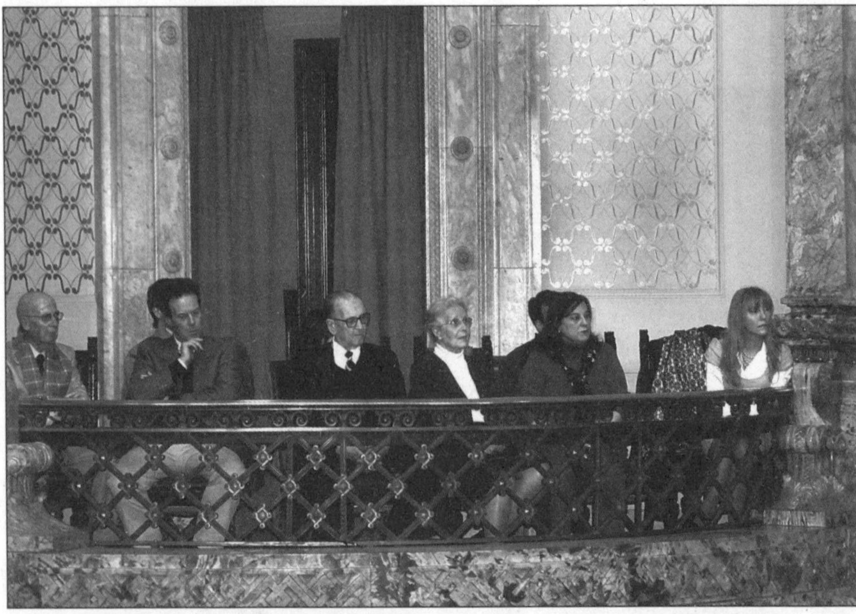

Orestes Fiandra y su familia en el homenaje
que le tributó el Parlamento uruguayo

KAROLINSKA SJUKHUSET
Telefon, växel,
Riks 34 06 50
Lokal 34 05 00

Stockholm 60 den 27.7.1959

Thoracic Clinic
Department of Physiology
Stockholm 60, Sweden

Doctor Orestes Fiandra
Hospital de Clinicas
Montevideo, Uruguay
S.A.

Dear Orestes,

Just returned from my summer holiday, I got your letter. Senning is still on holiday, so I have not been able to discuss with him. However I know all the patients he has treated with pacemaker. The small pacemaker which was introduced in the abdominal wall in one case did not function. The bigger apparatus, connected to the general current supply, on the other hand, has worked well both in acute cases (after operation of VSD) and in "medical" cases. We have just now a case in the ward who has been on the pacemaker for a month. It is of course important to get a pacemaker which is working without connection to the plug in the wall, but the apparatus which has been tried until now has not been able to deliver a current strong enough to produce an impulse. New apparatus are under construction.

The electrodes are sutured in the ventricular wall (left or right) and the ventricular rhythm will be regulated by the pacemaker. There is a question if there is any idea to do this operation in a case with chronic AV-block. If the etiology is a cardiosclerosis there may not be much help. In the postoperative cases it is different as they need the pacemaker for a rather short periode.

My best regards to your family and all friends in Montevideo.

Yours

SEYMOUR FURMAN MD
285 COLLEGE ROAD
BRONX, NY 10471-3052
(718) 884-4451
fax (718) 884-0742
May 3, 1997

Orestes Fiandra MD
Ana Monterroso de Lavalleja 2165
CP11200, Montevideo, Uruguay
Fax 011 598 2 616286

Dear Dr Fiandra

I have always considered that the first rechargeable pacemaker was implanted in Arne Larsson on October 8, 1958 and that it failed the same day, with the second unit implanted the next day, October 9, 1958. However, Larsson himself has written to me that the second unit was implanted on the same day, October 8, 1958. It too failed, after about a week. Larssón has written (and Elmqvist confirmed in an article in PACE) that he was without a pacemaker of any kind until the first of his mercury-zinc pacemakers was implanted on November 10, 1961 (three years).

Your pacemaker implant was February 3, 1960. I have not found records, which were poorly kept of any other implants between 1958 and 1960. The next recorded implant, also successful in that it functioned for eleven months, was at St George's Hospital, London March 31, 1960. There was another, unsuccessful implant in London somewhat later. I have been unable to find information about other rechargeable implants. If you can find any other history I will be most appreciative. For example, I assume that Dr Bengt Jonsson is no longer alive. If he is, please provide me with his address and I will write directly to him.

I leave for NASPE tomorrow and will be away for one week.

Cordially,

Seymour Furman

Seymour Furman MD

Prof. Agdo. Dr. Roberto López Soto
EXPLORACION FUNCIONAL RESPIRATORIA

Suviriaso Terra 1689
Telefs. 40 24 23 - 78 72 33

Montevideo, 10 de Mayo de 1996.

Por la presente declaro que colaboré en el año 1966 y siguientes, en el proyecto estructurado por el Dr. Orestes Fiandra, con el fin de crear un Fondo Nacional de Recursos, a nivel nacional, para costear las tecnologías médicas de alto costo como la Cirugía Cardíaca y sus diagnósticos preoperatorios especializados, Prótesis de Cadera y Diálisis Renal.

En el proyecto el Fondo se constituía por un aporte mensual de los afiliados a las mutualistas y otro aporte del Estado para las personas carentes de cobertura mutual, subsidiarias del Ministerio de Salud Pública.

Comprendiendo la importancia que este Proyecto se convirtiera en Ley colaboré con el colega en sus largas gestiones para que se concretara esta aspiración.

Prof. Agdo. Dr. Roberto López Soto.

MINISTERIO DE EDUCACION Y CULTURA *ACADEMIA NACIONAL DE MEDICINA DEL URUGUAY*

Montevideo, 13 de junio de 1996

Dejo constancia que en 1966 me enterè del proyecto estsructurado por el Dr. Orestes Fiandra de crear por Ley un Fondo Nacional de Recursos por costear las tecnologias mèdicas de alto costo que no podian desarrollarse en el pais. Este Fondo seria costeado por una pequeña sobre-cuota mensual de los afiliados a mutualistas y por el Estado para las personas con carnè de Salud.

Fui visitado a adherirme a este proyecto. Aceptè esta invitaciòn y desde ese momento colaborè con el proyecto hassta su cristalizaciòn en la Ley 14.895.

ACADEMICO OSCAR GUGLIELMONE

18 DE JULIO 2175 (P.5º)
Teléfono: 00-598-2-484103
Fax: 00-598-2-416058
Montevideo - Uruguay

NASPE® North American Society of Pacing and Electrophysiology

THE ORAL HISTORY OF CARDIAC PACING AND ELECTROPHYSIOLOGY

August 24, 2001

Orestes Fiandra, MD
A. M. de Lavalleja 2165
Montevideo 11200
Uruguay

By FAX: 598 2 601 6286

Dear Dr. Fiandra,

Thanks for the excellent CD. It is particularly useful for the broad range of pacemakers manufactured by CCC. The illustrations of the rechargeable pacemaker implanted in 1960 will be useful for a small display for the Oral History Theater which will be shown during May 2002 in San Diego. This is part of our collected and on-going history of cardiac pacing and clinical electrophysiology. It seems that the implant which you did in Montevideo in 1960 is under appreciated in the history of cardiac pacing. I am not certain that it is possible for our efforts to completely correct the situation but we will certainly try. Being able to provide good photographs of the pacemaker implanted in 1960 will help a great deal.

The Bengt Jonsson letter is a particularly illuminating look at the attitudes in Stockholm in July 1959. Much of what is said today in international descriptions of the history of the time would lead to the belief that after the failure of the second implant in Larsson there was great optimism for the future of cardiac pacing in Stockholm, when exactly the opposite seemed to be true. Both from the actions of the various participants and as described by Jonsson in his letter. One of the optimistic quotations is taken from a 1963 paper by Senning which discusses the Larsson implant, but this paper is well after the event, well after the implantation of mercury zinc pacemakers which had already begun the field of implantable pacing and, it seems to me, represents an attempt at revisionist history.

I hope that your son's illness has been largely resolved and that his health is improved.

Thank you for all of your courtesies.

Cordially yours,

Seymour Furman

Seymour Furman, MD
Chair, Oral History Committee

c: Stacey Betts

Writer's office address: 285 College Road, Bronx, NY 10471-3052 Telephone (718) 884-4451 Fax (718) 884-0742 E-mail: syfurm01@aol.com

Six Strathmore Road • Natick, MA • 01760-2499 • USA
Phone: 508-647-0100 • Fax: 508-647-0124 • E-mail: info@naspe.org • http://www.naspe.org

2201 12:49 FROM:FURMAN 718 584 8743 TO:598 2 671 6286 P.001/001

ASPE® North American Society of Pacing and Electrophysiology

THE ORAL HISTORY OF CARDIAC PACING AND ELECTROPHYSIOLOGY

COMMITTEE MEMBERS

Seymour Furman, MD, Chair
Earl E. Bakken
S. Serge Barold, MD
David S. Cannom, MD
Jerry C. Griffin, MD
J. Warren Harthorne, MD
Motokazu Hori, MD
Kirk Jeffrey, PhD
Berndt Lüderitz, MD
James D. Maloney, MD
Victor Parsonnet, MD
Michael R. Rosen, MD
Melvin M. Scheinman, MD
Ronald E. Vlietstra, MD

August 24, 2001

Orestes Fiandra, MD
A. M. de Lavalleja 2185
Montevideo 11200
Uruguay

By FAX: 598 2 601 6286

Dear Dr. Fiandra,

Thanks for the excellent CD. It is particularly useful for the broad range of pacemakers manufactured by CCC. The illustrations of the rechargeable pacemaker implanted in 1960 will be useful for a small display for the Oral History Theater which will be shown during May 2002 in San Diego. This is part of our collected and on-going history of cardiac pacing and clinical electrophysiology. It seems that the implant which you did in Montevideo in 1960 is under appreciated in the history of cardiac pacing. I am not certain that it is possible for our efforts to completely correct the situation but we will certainly try. Being able to provide good photographs of the pacemaker implanted in 1960 will help a great deal.

The Bengt Jonsson letter is a particularly illuminating look at the attitudes in Stockholm in July 1959. Much of what is said today in international descriptions of the history of the time would lead to the belief that after the failure of the second implant in Larsson there was great optimism for the future of cardiac pacing in Stockholm, when exactly the opposite seemed to be true. Both from the actions of the various participants and as described by Jonsson in his letter. One of the optimistic quotations is taken from a 1963 paper by Senning which discusses the Larsson implant, but this paper is well after the event, well after the implantation of mercury zinc pacemakers which had already begun the field of implantable pacing and, it seems to me, represents an attempt at revisionist history.

I hope that your son's illness has been largely resolved and that his health is improved.

Thank you for all of your courtesies.

Cordially yours,

Seymour Furman

Seymour Furman, MD
Chair, Oral History Committee

c: Stacey Betts

Chair's office address: 286 College Road, Bronx, NY 10471-3052 Telephone (718) 884-4401 Fax (718) 884-3742 E-mail syfurm01@aol.com

Six Strathmore Road • Natick, MA • 01760-2499 • USA
Phone: 508-647-0100 • Fax: 508-647-0124 • E-mail: info@naspe.org • http://www.naspe.org

Índice

Índice